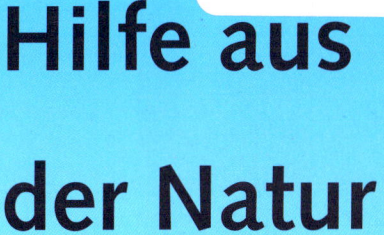

Hilfe aus der Natur

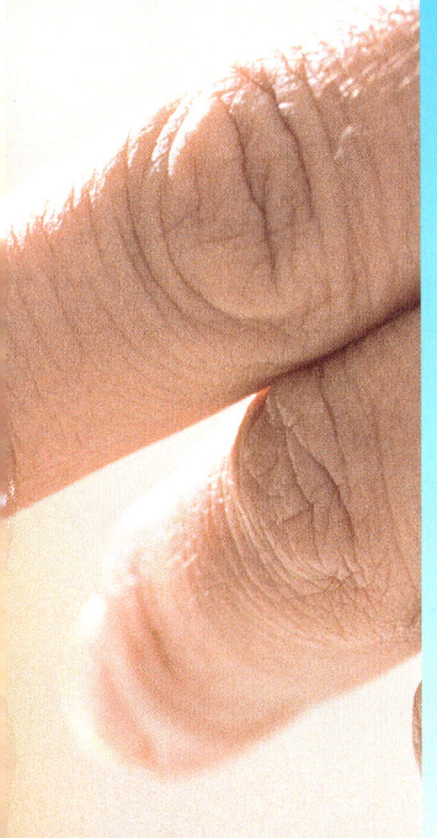

Die Geburt eines Kindes ist ein Wunder. Viele Menschen jedoch erleben dieses Wunder nicht – etwa zwei Millionen Paare in Deutschland wünschen sich ein Kind, bleiben aber kinderlos. Selbst bei Paaren, die sicher sind, daß bei ihnen alles in Ordnung ist, klappt es oft nicht mit dem Nachwuchs.

Die Ursachen für ungewollte Kinderlosigkeit sind vielfältig und bei Mann und Frau gleichermaßen zu finden – ob es hormonelle oder organische Störungen sind, eine wenig gesunde Lebensweise, übermäßiger Streß, Umweltgifte oder psychische Hemmnisse.

Oft kann die ganzheitliche Behandlung dazu beitragen, daß es doch zu einer Schwangerschaft kommt. In diesem Ratgeber stellen wir sie Ihnen vor und erläutern, was Sie selbst tun können, damit Ihr Wunsch Wirklichkeit wird.

Professor Dr. med. Ingrid Gerhard
Christine Wolfrum

INHALT

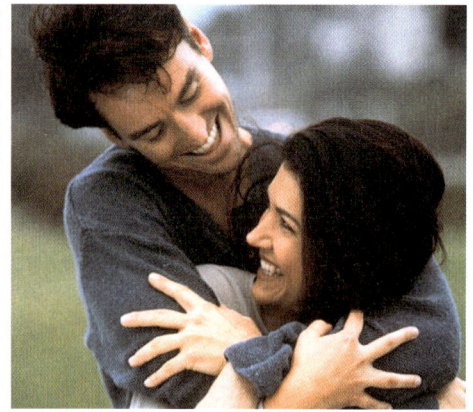

INFORMATION

BEHANDLUNG

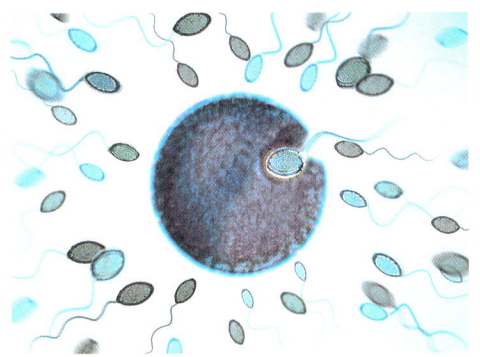

ZUM NACHSCHLAGEN

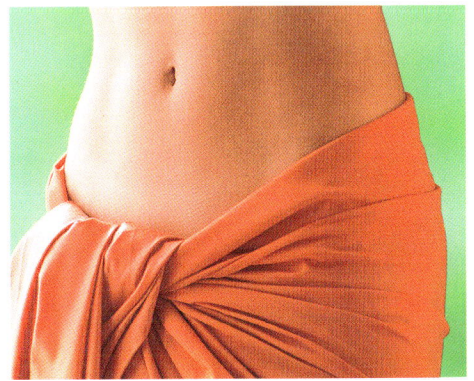

Den Körper verstehen lernen

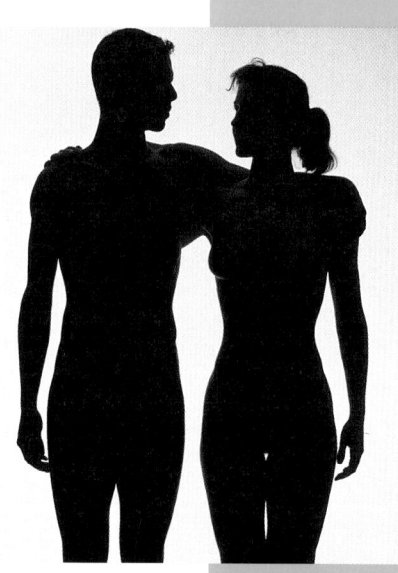

Damit er ohne Störung funktioniert, müssen in unserem Körper unendlich viele komplizierte Vorgänge ablaufen. Gesteuert und aufeinander abgestimmt werden sie von Hormonen, den Botenstoffen im Organismus.

Auch eine Schwangerschaft entsteht nur, wenn das Zusammenwirken der Hormone sowohl bei der Frau als auch beim Mann eingespielt ist.

Diese hormonellen Regelkreise erläutern wir Ihnen zunächst; ihr harmonisches Miteinander ist wichtigste Voraussetzung für eine Schwangerschaft.

Der hormonelle Regelkreis der Frau

Wir wissen meist sehr genau, wie unser Körper von außen aussieht, kennen jeden Leberfleck und jedes »überflüssige Härchen«. Von dem hochkomplexen hormonellen Regelkreislauf aber, der Monat für Monat im weiblichen Körper abläuft, haben wir häufig nur verschwommene Vorstellungen.

Der weibliche Zyklus

Der Menstruationszyklus ist von Frau zu Frau verschieden. Der eine Körper pendelt sich bei einem Rhythmus von 26 Tagen ein, eine andere Frau hat ihre Periode jeweils erst nach fünf Wochen. Auch Dauer und Stärke der Blutung sind uneinheitlich. Im Laufe des Zyklus ändern sich die Aufwachtemperatur (Seite 13) und die Beschaffenheit des Gebärmutterhalsschleims. Normalerweise ist der Schleim milchig-zäh und für Spermien nicht passierbar. Nur während des Eisprungs wird er dehnbar (»spinnbar«), glasig wie Eiklar, und läßt die flinken Eindringlinge durch. Frauen, die mit ihrem Körper bewußt umgehen, spüren häufig auch den »Mittelschmerz«, der ebenfalls zum Zeitpunkt des Eisprungs auftritt.

Das passiert im Körper der Frau

Um die Arbeit der Eierstöcke anzukurbeln, bekommt die Hirnanhangsdrüse (Kasten) am Beginn jeden Zyklus vom Zwischenhirn (Hypothalamus) den Auftrag, follikelstimulierendes Hormon, FSH, auszuschütten und das Wachstum eines Eibläschens (Follikels) anzuregen. Das Eibläschen schützt einerseits die reifende Eizelle und beginnt andererseits mit der Produktion

Was sind eigentlich Hormone?

Das Wort Hormon kommt aus dem Griechischen und bedeutet »antreiben, anregen«. Und das ist auch die Aufgabe dieser biochemischen Botenstoffe, die unter anderem Prozesse des Stoffwechsels, des Wachstums, der Sexualität und der Fortpflanzung in Bewegung setzen. Hormone, die der Körper selbst in Hormondrüsen und Gewebe produziert, sind überall im Blut, wirken jedoch gezielt auf bestimmte Organe. Deren Zellen können mit Hilfe von Fühlern, Hormonrezeptoren, die für sie bestimmten Hormonmoleküle an sich binden. Schon kleine Mengen der Botenstoffe rufen in den Zellen Reaktionen hervor. Gesteuert wird der komplexe hormonelle Regelkreis von der Hirnanhangsdrüse, der Hypophyse. Sie regt mit ihren Hormonen neben den Keimdrüsen (Eierstock und Hoden) die Nebennieren, die Schilddrüse, die Brustdrüse und die Körperzellen an.

Jeden Monat reift ein Eibläschen heran

Zusammenspiel der Hormone bei der Frau, wie es sich Monat für Monat vollzieht:
• Das Zwischenhirn regt die Hirnanhangsdrüse zur FSH-Produktion an,
• FSH bewirkt, daß in einem Eierstock eine Eizelle reift, der sie schützende Follikel produziert Östrogen,
• der Östrogen-Spiegel im Blut steigt,
• daraufhin produziert die Hirnanhangsdrüse das LH,
• LH löst den Eisprung aus,
• die zurückgebliebene Follikelhülle setzt Gelbkörperhormon frei.

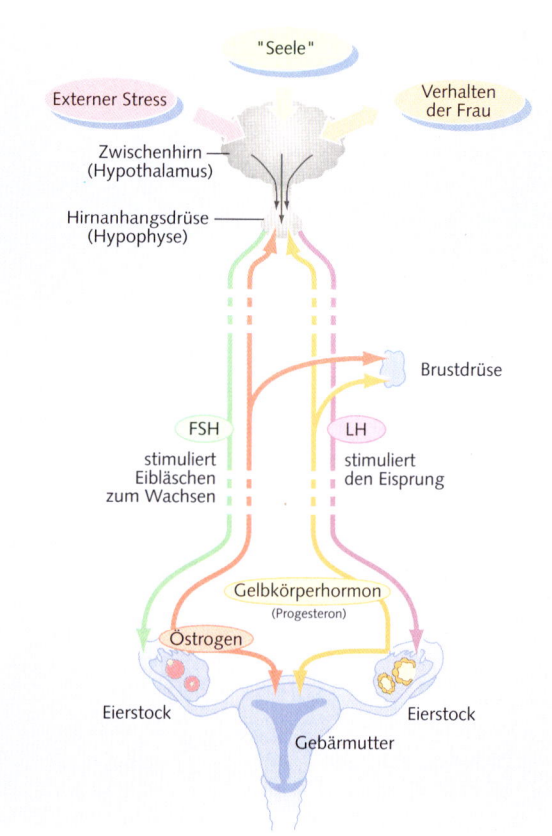

"Seele"

Externer Stress

Verhalten der Frau

Zwischenhirn (Hypothalamus)

Hirnanhangsdrüse (Hypophyse)

Brustdrüse

FSH
stimuliert Eibläschen zum Wachsen

LH
stimuliert den Eisprung

Gelbkörperhormon
(Progesteron)

Östrogen

Eierstock

Eierstock

Gebärmutter

Die wichtigsten weiblichen Hormone:

• *Östrogen*
• *Progesteron (Gelbkörperhormon)*
• *Follikelstimulierendes Hormon (FSH)*
• *Luteinisierendes Hormon (LH)*

von Östrogen. Dieses Hormon wiederum regt das Wachstum der Gebärmutterschleimhaut an; sollte sich die Eizelle später einnisten, muß sie optimale Lebensbedingungen vorfinden. Ist eine gewisse Konzentration an Östrogen im Körper erreicht – um den 13. bis 16. Zyklustag –, meldet die Hirnanhangsdrüse: Stopp! Davon haben wir jetzt genug. Nun wird es Zeit für das luteinisierende Hormon, LH, den Eisprung auszulösen: Der Follikel platzt, und die Eizelle wird vom Eileiter aufgenommen. Etwa vier Tage dauert die Reise des winzigen Eies durch den Eileiter bis zur Gebärmutter (Grafik Seite 17). Dabei kann es befruchtet werden. Die Reste des geplatzten Follikels färben sich gelb, und dieser Gelbkörper bildet jetzt Östrogen und vor allem Progesteron, das Gelbkörperhormon. Auch dieses weibliche Hormon bereitet die Gebärmutter auf eine

Schwangerschaft vor: Die Gebärmutterschleimhaut wächst
weiter an und bildet Substanzen, die für die Ernährung der
befruchteten Eizelle notwendig sind.
Nistet sich das Ei nicht ein,
fällt der LH-Spiegel ab und der
Gelbkörper löst sich auf. Damit
wird die Bildung von weiterem
Östrogen und Progesteron ge-

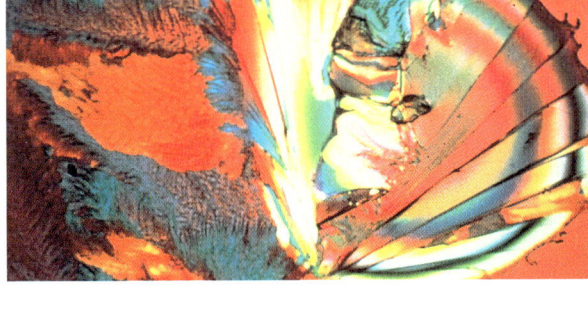

bremst und die obersten Schichten der Gebärmutterschleimhaut lösen sich ab. Die Menstruation setzt ein,
und der Kreislauf beginnt von neuem.

Testosteron – männliches
Geschlechtshormon mit
vielerlei Wirkungen.

Das empfindliche Gleichgewicht

Wie störanfällig dieser Kreislauf ist, wissen Sie selbst.
Denken Sie nur daran, wie sich auf Reisen oder bei
Streß Ihre Periode verschiebt oder ausbleibt. Über das
Nervensystem und die Hirnanhangsdrüse wirken sich
Gedanken und Empfindungen auf die Bildung von
Hormonen aus.
Auch auf übermäßigen Sport reagiert unser Körper
empfindlich: Zu viel Training kann den Gelbkörper so
schwächen, daß er weniger Progesteron produziert.
Eine befruchtete Eizelle kann sich aber nicht in der Ge-
bärmutter weiterentwickeln, wenn Progesteron fehlt.
Falsche Ernährung und Schadstoffe sind weitere Fak-
toren, die in das komplexe Zusammenspiel von Gehirn,
hormonbildenden Drüsen und Geschlechtsorganen
eingreifen. Es ist deshalb nicht verwunderlich, daß vor
allem hormonelle Störungen die Hauptursache der
Kinderlosigkeit sind.

**Diese Faktoren
beeinflussen den
Hormonhaushalt:**

• *Reisen, Zeitverschiebung*
• *Streß, Kummer
(Seite 41)*
• *Leistungssport
(Seite 76)*
• *Falsche Ernährung
(Seite 40)*
• *Schadstoffe (Seite 32)*

Der hormonelle Regelkreis beim Mann

Männer haben keinen Zyklus wie Frauen. Ihr Körper
bildet kontinuierlich Hormone und Samenzellen, die
Spermien. Wie bei der Frau wird die Hormonproduktion von der Hirnanhangsdrüse gesteuert. Sogar die
Art der Hormone ist gleich, denn jeder Mensch hat sowohl »männliche« als auch »weibliche« Hormone. Un-

Zusammenspiel der Hormone beim Mann, wie es sich ständig vollzieht:
• Das Zwischenhirn regt die Hirnanhangsdrüse zur FSH- und LH-Produktion an,
• FSH bewirkt, daß sich in den Hoden Samenzellen bilden und reifen, LH wirkt ein auf die Bildung der männlichen Hormone (Androgene) mit dem wichtigsten Hormon, dem Testosteron,
• die Androgene und die Östrogene aus den Hoden regulieren über das Zwischenhirn die Produktion von FSH und LH in der Hirnanhangsdrüse.

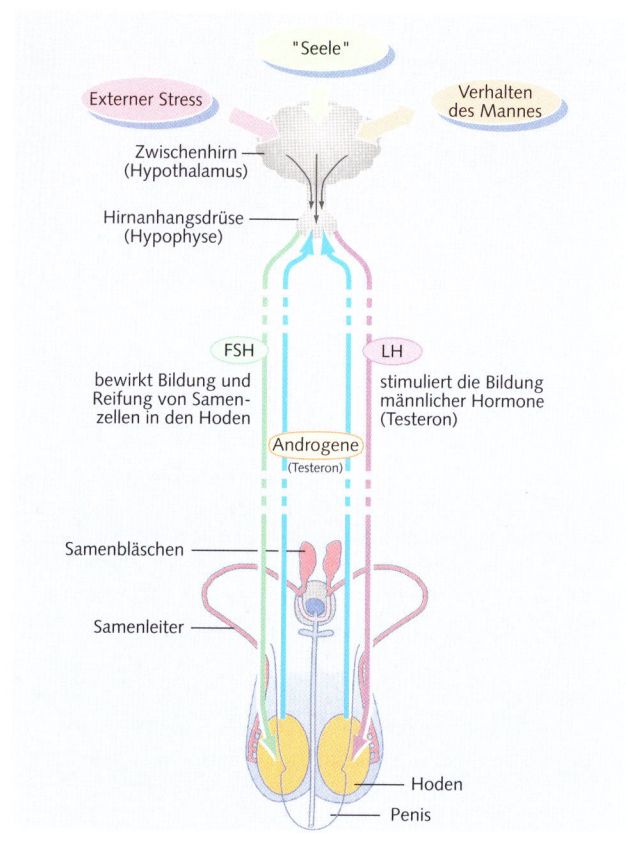

"Seele"

Externer Stress

Verhalten des Mannes

Zwischenhirn (Hypothalamus)

Hirnanhangsdrüse (Hypophyse)

FSH
bewirkt Bildung und Reifung von Samen- zellen in den Hoden

LH
stimuliert die Bildung männlicher Hormone (Testeron)

Androgene (Testeron)

Samenbläschen

Samenleiter

Hoden

Penis

terschiedlich sind jedoch Menge, Wirkung und die Zielorgane: Beim Mann werden die Hoden, bei der Frau die Eierstöcke stimuliert.

Das follikelstimulierende Hormon FSH regt beim Mann die Bildung von Samenzellen an. Das luteinisierende Hormon LH wirkt auf die Bildung der männlichen Hormone (Androgene), vor allem auf die Herstellung von Testosteron im Hoden. Dieses Hormon ist verantwortlich dafür, daß die Spermien sich zu bewegungsfähigen Fortpflanzungszellen entwickeln. Es wirkt aber auch auf das Wachstum und die Funktion von Penis, Nebenhoden, Samenstrang, Samenblase und Vorsteherdrüse (Prostata, Grafik Seite 18).

Zudem ist Testosteron bei Mann und Frau zuständig für Lust und Leistung. Es macht uns muskulös, leistungsmotiviert, aggressiv und sexuell interessiert.

Millionen von Samenzellen

Beginnend mit der Pubertät entwickeln sich ständig
Spermien in den Samenkanälchen der Hoden. Aus den
rundlichen Ursamenzellen werden in mehreren Schrit-
ten befruchtungsfähige, reife Spermien (Kasten).
Gesunde Männer produzieren
50.000 Samenzellen pro Minu-
te, die in Hoden und Nebenhoden in rund 100 Tagen
langsam heranreifen.
Obwohl beim männlichen Orgasmus mit dem Ejakulat bis
zu 200 Millionen Samenzellen
in die Scheide geschleudert
werden können, machen sie
nur fünf Prozent der Samenflüssigkeit, des Spermas, aus.
Für die Weltgesundheitsbehör-
de (WHO) ist die Samenqualität dann normal, wenn sich
rund 20 Millionen Spermien
pro Milliliter in der Samenflüs-
sigkeit befinden. Nur ein paar hundert davon gelangen
in den Eileiter der Frau, in dem sich die Eizelle befindet. Hat sich ein Spermium mit einer Eizelle verbunden, wird die äußere Hülle der Eizelle für andere Spermien undurchdringlich.

Samenzelle, Spermium, Spermatozoon
Gemeint ist jeweils die männliche Keimzelle,
eine winzige Zelle, die aus Kopf und Schwanz
besteht und einer Kaulquappe ähnelt (Foto
Seite 26). Der Kopf enthält das Erbmaterial
und trägt eine Kappe, das Akrosom. Damit
durchstößt die Samenzelle die Eihülle.
Durch einen Hals, der sozusagen den Motor
darstellt, ist der Kopf mit dem Schwanz verbunden. Der Schwanz reguliert die Fortbewe-
gung. Gesunde Spermien bewegen sich rasch
und gradlinig vorwärts. Torkeln und im Kreis
schwimmen deuten auf eine Störung hin.

Männer und Medizin

Die Andrologie, die Männerheilkunde, ist noch jung;
erst seit etwa 30 Jahren widmet sich die Forschung
verstärkt dem Bau und der Funktion der männlichen
Geschlechtsorgane. Viele Männer erwarten vom Arzt
eine rasche Diagnose und eine umgehend wirkende
Therapie, damit sie sich schnell wieder dem Alltag, den
gewohnten und »wichtigeren« Dingen des Lebens zu-
wenden können. Wenn Männer ständig »unter Druck
stehen«, haben sie manchmal auch gestreßte Spermi-
en. In einigen Fällen eines unerfüllten Kinderwunsches reicht es aus, dem Streß die Stirn zu bieten, um
die Samenqualität zu verbessern. Das aber einzusehen
und mit liebgewordenen Gewohnheiten zu brechen,
fällt manchen Männern noch immer recht schwer.

*Streß kann auch
die Samenqualität
verschlechtern*

Guter Sex – Chance für den Nachwuchs

Über die Haut, mit etwa 1,7 Quadratmetern unser größtes Organ, berühren wir die Seele des anderen. Wir fühlen uns wohl und entspannen unter den sanften Händen des Partners. Nehmen Sie sich dafür Zeit und nochmals Zeit. Denn die Lust auf Sex läuft über das Nervensystem. Nur wenn wir entspannt sind, wird ein sexueller Reiz auch als solcher von uns wahrgenommen und das Gefühlszentrum im Gehirn, das Limbische System, stimuliert. Der Hypothalamus (Seite 5) regt daraufhin die Keimdrüsen an, Geschlechtshormone zu bilden. So kommt die Spirale der Lust in Gang und läßt sich in wundervolle Höhen schrauben.

Die Atmosphäre muß stimmen

Die Psyche beeinflußt das Hormonsystem
Schenken Sie sich gegenseitig sinnliche Massagen und entdecken Sie jede Stelle Ihrer Körper neu. Zeigen Sie dem anderen: Du bist etwas Besonderes, Einmaliges für mich. Guter Sex macht körperlich und seelisch ge-

Erregungskurve der Frau

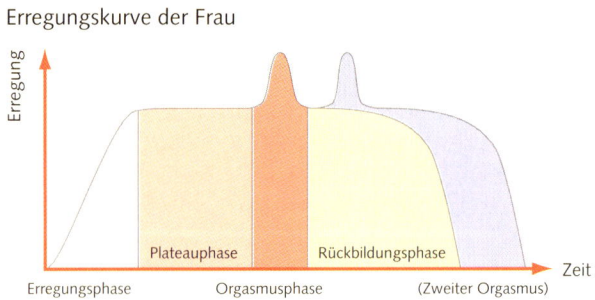

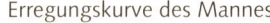

Die Erregungskurven sind bei Mann und Frau unterschiedlich: Männer gelangen nach dem Orgasmus rasch wieder auf »Normalniveau«. Bei Frauen steigt die Kurve langsamer an und fällt nach dem Höhepunkt auch erst allmählich wieder ab.

Erregungskurve des Mannes

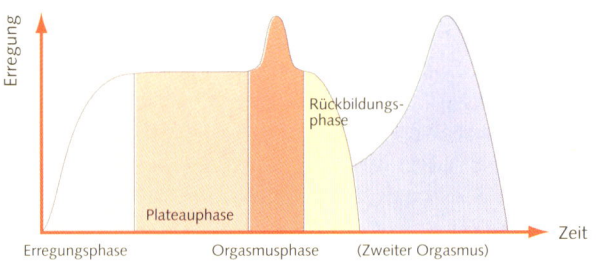

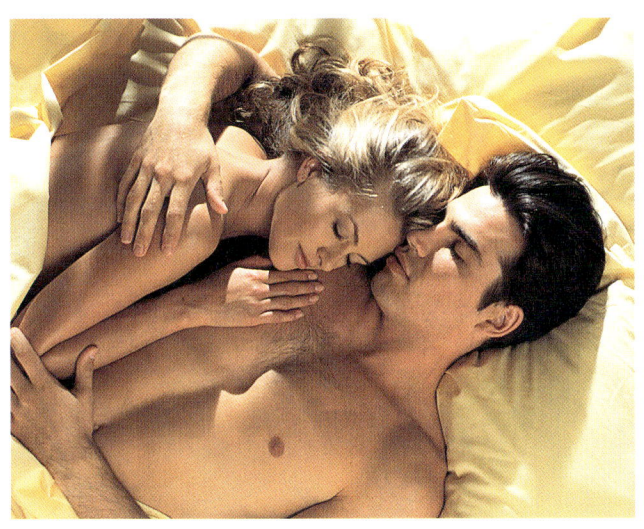

Stunden der Zärtlichkeit können nicht lang genug sein.

sund, wenngleich nicht unbedingt sofort schwanger! Unbefriedigender Sex jedoch kann eine Empfängnis erschweren, weil er Streß auslöst. Die Psyche wirkt direkt auf die Hirnanhangsdrüse (Seite 5) und damit auf die gesamte Hormonproduktion. Unter großer Anspannung schüttet die Nebennierenrinde vermehrt Streß signalisierende Botenstoffe aus, die Aktivität der Keimdrüsen (Eierstock und Hoden) ist beeinträchtigt. Bei intensiven Liebesgefühlen produziert der Körper Substanzen, die angenehme Empfindungen hervorrufen. Wird zum Beispiel das »Glückshormon« Endorphin hergestellt, bilden die Nebennierenrinden weniger Streßhormone. Das wirkt positiv auf das Herz-Kreislaufsystem, auf die Immun- und Gehirnzellen und auf die Hormonproduktion.

Liebevolle Berührungen stärken auch das Immunsystem

Voraussetzung ist jedoch: Die Gefühle müssen stimmen, sonst kann es nicht zu einer Harmonie von Körper und Seele kommen. Treten Sie deshalb in Gedanken manchmal einen Schritt zur Seite und beobachten Sie, was Ihr intensiver Kinderwunsch mit Ihnen und Ihrem Sexleben macht. Lassen Sie sich nicht ständig davon unter Druck setzen, sondern bleiben Sie entspannt und gelassen. Vielleicht ist es sogar im Moment für Sie wichtiger, mal wieder für eine gewisse Zeit zu verhüten, um spontanen Sex ohne »Erfolgszwang« erleben zu können.

Die günstigsten Stellungen

Die meisten deutschen Paare bevorzugen die Missionarsstellung: Der Mann liegt oben, die Frau unter ihm. Nach Meinung einiger Autoren soll dies allerdings nicht die beste Position sein, um ein Kind zu zeugen, da in dieser Stellung nach dem Koitus der größte Teil des Samens wieder aus der Scheide fließt. Haben Sie aber in dieser Lage den meisten Spaß, kann die Frau nach dem Sex ein Kissen unter ihr Becken schieben, dann kippt es schräg nach oben und hinten und das Ejakulat kann in die Gebärmutter fließen.

Ob diese etwas mechanistische Vorstellung des »Empfangens« jedoch den Tatsachen entspricht, wurde nie überprüft.

Schlechte Chancen haben Samenzellen auch bei stehenden Stellungen. Optimal für die Fruchtbarkeit ist dagegen der »Coitus a tergo«. Dabei liegt das Paar in Löffelstellung: Der Mann schmiegt sich fest an den Rücken seiner Partnerin und dringt von hinten in sie ein. In dieser Position sind die männlichen und die weiblichen Geschlechtsorgane vorteilhaft »ineinander geschoben«. Der Samen kann direkt nach dem Erguß in die Gebärmutter fließen.

Sex im Kopf

Mit jedem Tag der Enthaltsamkeit (bis zu fünf Tagen) nimmt die Spermienkonzentration durchschnittlich um 10 bis 15 Millionen pro Milliliter zu. Die Beweglichkeit der Spermien bleibt tagelang unverändert, bis sie nach einer Woche deutlich sinkt. An Sex zu denken genügt schon, um beim Mann Testosteron freizusetzen und die Spermienproduktion anzukurbeln.

Wenige Stunden nach der Verschmelzung von Ei- und Samenzelle beginnt die Zellteilung. Nach etwa drei Tagen gelangt die Zellkugel in die Gebärmutter.

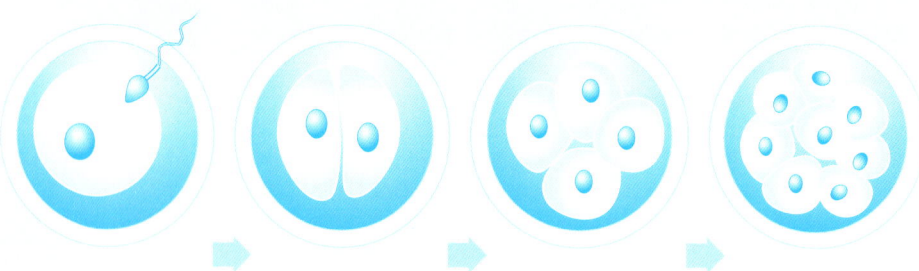

Die fruchtbaren Tage der Frau

Manchmal scheitert die Empfängnis jedoch einfach an
der Unkenntnis, wann eine Frau am fruchtbarsten ist.
Bei einer Umfrage 1997 unter männlichen Jugendli-
chen wußten nicht einmal zehn Prozent, an welchen
Zyklustagen eine Frau schwanger werden kann. Aber
auch viele Frauen glauben, daß sie dann am fruchtbarsten sind, wenn sich ihre Basaltemperatur erhöht hat.
Für eine Zeugung ist es dann aber schon zu spät.

*Wenn die Temperaturkurve
steigt, ist es zu spät*

Eisprung und Basaltemperatur

Die rein rechnerische Chance, schwanger zu werden,
ist am Tag des Eisprungs am höchsten. Die Basaltemperatur, die Körpertemperatur nach dem Aufwachen
(Grafik), kann dabei helfen, zu klären, ob und wann ein
Eisprung stattgefunden hat. Hat ein Eisprung stattgefunden, wird das Hormon Progesteron gebildet, das die
Basaltemperatur um etwa
0,4 °C erhöht. Erst kurz vor
der Menstruation fällt der Pro-
gesteronspiegel und damit die
Temperatur. Infekte, Entzündungen, Müdigkeit oder Streß
können die Temperatur beeinflussen. Manche Frauen beobachten auch keinen Anstieg
ihrer Basaltemperatur, obwohl
ein regelmäßiger Eisprung
stattfindet. Durch Messen der
Temperatur (Seite 43) können
viele Frauen nach ein paar
Monaten das persönliche
Muster ihres Eisprungs feststellen und damit auch ihre
fruchtbarsten Tage. Aber ge-
nerell gilt: Lieben Sie sich
nicht nach Plan!

**Im Verlauf des weiblichen
Zyklus ändern sich die
Hormonwerte, die
Aufwachtemperatur und
die Beschaffenheit des
Muttermundschleims.**

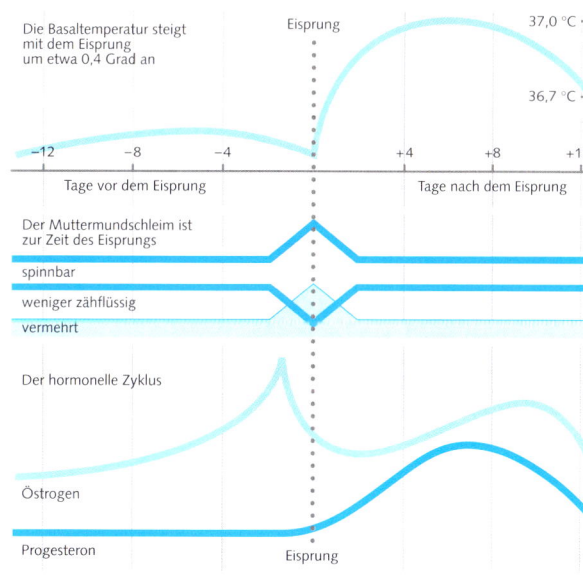

Warum

kein Kind?

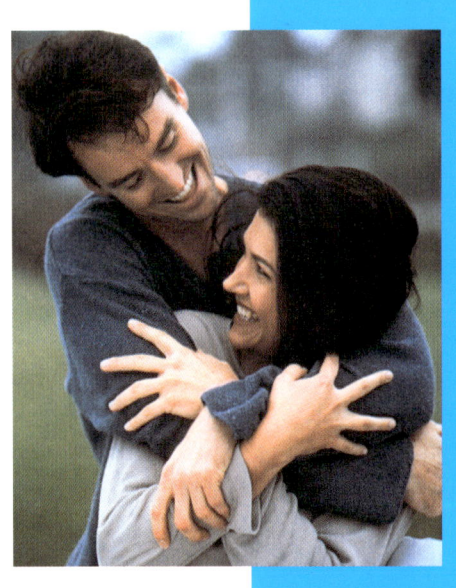

Bis zu 20 Prozent aller Paare in den Industriestaaten sind ungewollt kinderlos. Für Deutschland heißt das: Rund zwei Millionen Paare wünschen sich sehnlichst ein Baby, bekommen aber keins.

Die Ursachen der Kinderlosigkeit sind so vielschichtig, daß sie sich auch mit modernen Untersuchungsmethoden nicht immer leicht ermitteln lassen. Störungen der Organe oder des Hormonhaushalts, falsche Ernährung, Umwelt- und Genußgifte, Infektionen, Streß oder psychische Probleme können eine Schwangerschaft verhindern.

Ursachen bei Frau und Mann

Etwa jedes dritte Paar, das sich ein Kind wünscht, hat mindestens schon einmal länger als ein Jahr auf eine Schwangerschaft gewartet. Darunter sind auch Eltern mehrerer Kinder. Bei Paaren, deren Kinderwunsch länger als zwei Jahre unerfüllt bleibt, finden sich in 30 Prozent der Fälle Störungen bei der Frau, in 20 Prozent beim Mann. Bei 30 Prozent sind Mann und Frau gleichermaßen betroffen, während bei 20 Prozent der Paare keine krankhaften Veränderungen nachweisbar sind. Die Ärzte sprechen dann von einer »idiopathischen Steriliät«, was nichts anderes als eine Verlegenheitsdiagnose ist.

Neue Gründe für die Unfruchtbarkeit

Die Zahl der Fehlgeburten und komplizierten Schwangerschaftsverläufe hat in den letzten Jahren deutlich zugenommen. Deshalb gehen wir davon aus, daß zusätzliche Faktoren wie Schadstoffe, Streß, Ernährung und veränderte Lebensbedingungen eine wesentlich größere Rolle spielen als bisher vermutet. Zudem ist es sicher nicht unerheblich, daß an ein Kind meist erst dann gedacht wird, wenn das Paar beruflich fest im Sattel sitzt: Das Finanzielle ist geregelt und das Nest steht bereit. Aber dann sind die fruchtbarsten Jahre zwischen 20 und 25 im allgemeinen längst vorbei, und das Paar muß sich mit Geduld und Ausdauer wappnen.

Der Gang zum Arzt fällt oft schwer

Nachdem sich die Probleme also ziemlich gleichmäßig auf beide Partner verteilen, sollten sich auch beide untersuchen lassen. In der Praxis sieht es allerdings immer noch anders aus: Meist gehen zunächst die Frauen (etwa 80 Prozent) zu ihrem Gynäkologen. Frauen entwickeln in dieser Situation schnell Schuldgefühle, sie fühlen sich nicht als vollwertige Frau, sondern als Versagerin. Oft läßt sich der Mann nur schwer dazu bewegen, einen Männerarzt (Andrologen) aufzusuchen. Sein Selbstwertgefühl wird aber

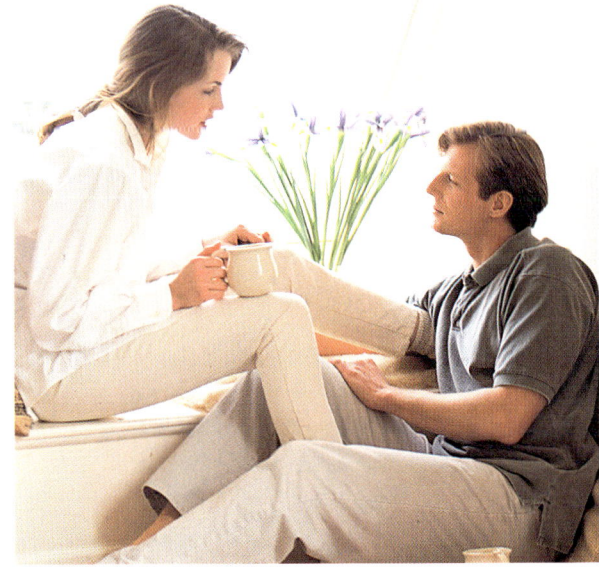

Zu einer guten Partnerschaft gehören Offenheit und Vertrauen.

ebenfalls heftig erschüttert, wenn bei ihm ein Grund gefunden wird.

Reden die Partner nicht offen miteinander über die sie belastenden Gefühle, erschwert das die Partnerschaft zusätzlich. Spontaneität, Lockerheit und der Genuß aneinander können durch die angespannte Situation verlorengehen. Damit die Beziehung nicht am Kinderwunsch scheitert, sollte auch an professionelle psychische Hilfe von außen gedacht werden.

Sprechen Sie miteinander über Ihre Gefühle

Was bedeutet Sterilität und was Infertilität?

Bei ungewollter Kinderlosigkeit unterscheidet man zwei Situationen. Bei der Sterilität (Unfruchtbarkeit) oder besser dem sterilen Paar wird die Frau trotz regelmäßigen Geschlechtsverkehrs über zwei Jahre hinweg nicht schwanger. Dieser Begriff wird unterteilt in primäre und sekundäre Sterilität: Eine primäre Sterilität liegt dann vor, wenn die Frau noch nie schwanger war. War sie schon einmal schwanger, spricht man von sekundärer Sterilität.

Primäre und sekundäre Unfruchtbarkeit

Von Infertilität, verminderter Fruchtbarkeit, geht der Arzt aus, wenn eine Frau zwar schwanger wird, jedoch wiederholt eine Fehlgeburt erleidet.

Infertilität

Allerdings haben diese normativen Erklärungen einen großen Schönheitsfehler – auch bei fruchtbaren Paaren kann es bis zu zwei oder drei Jahren dauern, bis sie ein Kind bekommen. Es ist eher die Ausnahme, wenn die Frau gleich im ersten Monat ihres Kinderwunsches tatsächlich schwanger wird! Vielen Paaren ist das heute gar nicht bewußt. Geraten Sie also nicht schon nach dem ersten Jahr in Panik.

Organische Probleme bei der Frau

Es ist in einigen Fällen sehr schwierig, zwischen rein organischen und hormonellen Ursachen zu unterscheiden. Zum Beispiel können Verwachsungen nach einer schweren Unterleibsentzündung sowohl die Funktion des Eileiters als auch die Hormonbildung im Eierstock beeinflussen. Dann genügt es nicht, die Verwachsungen operativ zu entfernen, sondern es muß nach der eigentlichen Ursache gefahndet werden.

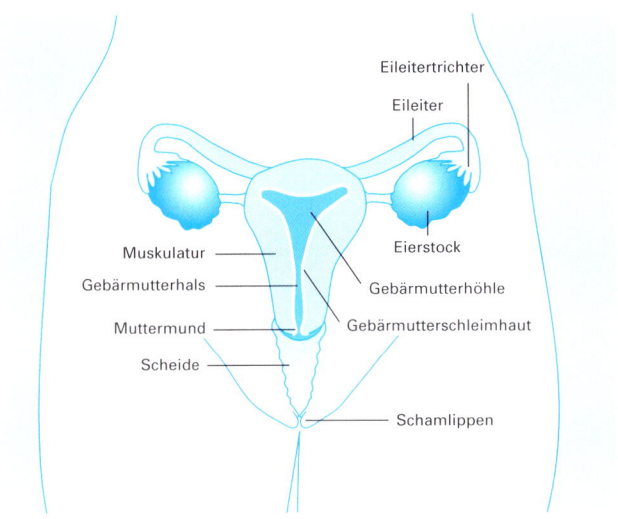

Eileitertrichter

Eileiter

Muskulatur

Eierstock

Gebärmutterhals

Gebärmutterhöhle

Muttermund

Gebärmutterschleimhaut

Scheide

Schamlippen

**Die Geschlechtsorgane
der Frau.**

Anatomische Fehlbildungen

In vielen Fällen hat die Gebärmutter eine andere als die
normale Lage – sie ist möglicherweise stärker nach
hinten oder seitlich gekippt. Da es große individuelle
Unterschiede bei der Lage der Gebärmutter gibt, müssen diese Abweichungen noch nicht bedeuten, daß
eine Frau kein Kind bekommt. Nur manchmal kann
eine extreme Lage eine Empfängnis verhindern.
In Ausnahmefällen ist eine Gebärmutter zweifach an-
gelegt und durch eine Scheidewand getrennt. Doch
auch dann sind Schwangerschaften möglich.

Arzt/Selbsthilfe

Operation. Bei ungünstig liegender oder zu kleiner,
unterentwickelter Gebärmutter: Luna-Yoga (Seite 77),
Beckenboden- und Bauchübungen, am besten unter
Aufsicht im Fitneßstudio.

*Training der
Beckenbodenmuskulatur*

Wenn das Ei die Gebärmutter nicht erreicht

Noch weiß man nicht, ob die Fangarme des Eitrichters
sich um den sprungbereiten Follikel legen und die Eizelle gleich nach dem Eisprung aufsaugen oder ob der
Eileiter die Eizelle aus dem Raum hinter der Gebärmutter aufnimmt. Sicher ist nur, daß die Eizelle
im gesunden Eileiter von Flimmerhärchen weiter-
transportiert wird. Verklebungen und Verwachsungen

Verhütungsmethoden mit Spätfolgen
Die Pille soll nicht zur Unfruchtbarkeit
führen. Eine langjährige Einnahme kann
aber zu einem Vitamin B6-Mangel führen,
der auch die Fruchtbarkeit beeinträchtigt
(Seite 65).
Bei der Spirale (Intrauterinpessar) besteht
die Gefahr von aufsteigenden Infektionen, die
unbemerkt zu Unfruchtbarkeit führen können. Jungen Frauen wird normalerweise keine Spirale eingesetzt, da sie besonders anfäl-
lig für Entzündungen sind.

behindern ihre Bewegungen,
so daß die befruchtete Eizelle
an Engstellen hängenbleiben
kann. Bei einem Drittel aller
Frauen, die nicht schwanger
werden, ist der Grund dafür
eine Störung im Eileiter, die
oft Folge einer Entzündung
im Unterleib ist.

Arzt/Selbsthilfe
Operation. Wenn noch eine
gewisse Durchlässigkeit der
Eileiter vorhanden ist: Akupunktur (Seite 54), Moorbä-
der (Seite 74), Power-Ernährung (Seite 63).

Organische Probleme beim Mann

Bei Männern sind hormonelle Ursachen leichter von
organischen Störungen zu trennen als bei Frauen.

Krampfadern in den Hoden
Jeder fünfte Mann, der sich wegen Unfruchtbarkeit untersuchen läßt, hat eine Krampfader (Varikozele) in der

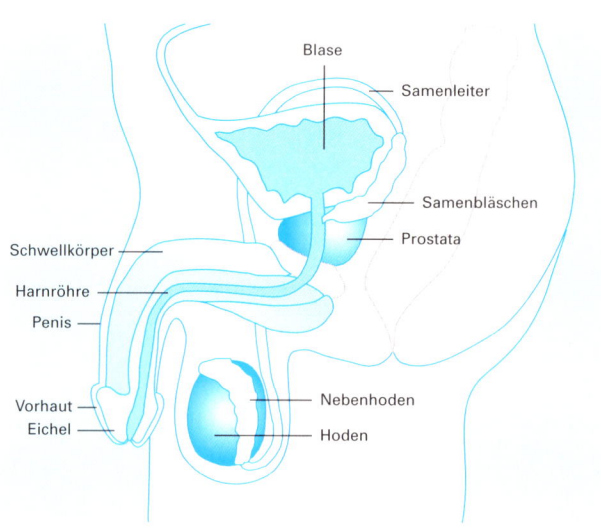

**Die Geschlechtsorgane
des Mannes.**

inneren Samenleitervene. Sie tritt meist zwischen dem 15. und 25. Lebensjahr und zu 90 Prozent linksseitig auf. Durch Blutstau kommt es zu einer Erwärmung der Hoden. Statt normaler, ovalköpfiger Spermien tummeln sich dann spitze Exemplare im Ejakulat.

Arzt/Selbsthilfe
Bei schlechter Samenqualität und bestehendem Kinderwunsch können die Krampfadern bei einer kleinen Operation verödet oder unterbunden werden. Ob dieser Eingriff zu einer entscheidenden Verbesserung führt, wird unter Fachleuten allerdings noch diskutiert.

Gestörter Spermientransport
Aufgrund von Entzündungen der männlichen Geschlechtsorgane kann es zu einem Verschluß der ableitenden Samenwege kommen. In seltenen Fällen ist das Fehlen des Samenleiters angeboren.

Hodenhochstand
Bei dieser angeborenen Fehlbildung findet ein Hoden nicht den üblichen Weg in den Hodensack, sondern bleibt vielleicht im Leistenkanal stecken, was Eltern bei ihrem Sohn durch Ertasten feststellen können.
Hier sollte frühzeitig – vor dem dritten Lebensjahr – mit Medikamenten oder einer Operation behandelt werden. Denn schon vor dem Beginn der Pubertät wird die Funktion der Hoden und damit die Spermienbildung eingeschränkt. Später ist die bestehende Unfruchtbarkeit nicht mehr rückgängig zu machen.

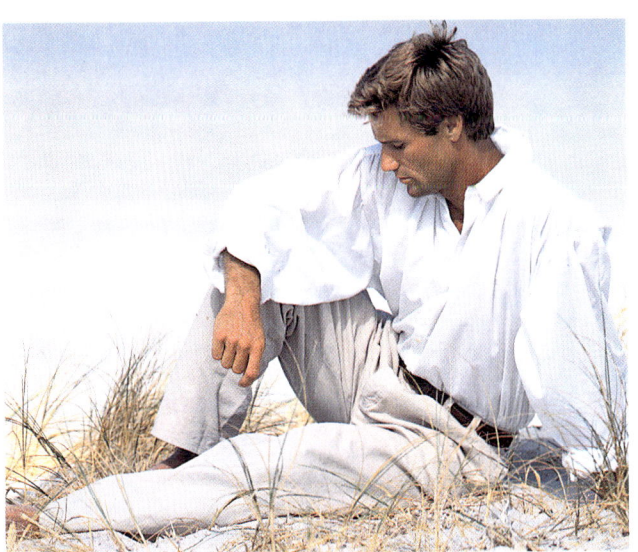

Niedergeschlagenheit und Ängste sind natürliche Reaktionen auf eine ungünstige Diagnose, Zuwendung und Nähe des Partners sind dann wichtiger denn je.

Intracytoplasmatische
Spermieninjektion

Arzt/Selbsthilfe

Hier kann nur herkömmlich mit Intracytoplasmatischer Spermieninjektion (ICSI) geholfen werden. Dabei wird außerhalb des Körpers unter mikroskopischer Sicht der Samen in eine Eizelle eingeschleust. Die befruchtete Eizelle wird in die Gebärmutter der Frau eingepflanzt.

Hormonelle Probleme bei der Frau

Wenn die Hormone aus
dem Gleichgewicht geraten

Die genauen Ursachen der Kinderlosigkeit aufzuspüren, kommt einem komplizierten Puzzle gleich. Jede Einwirkung von außen, aber auch innere Veränderungen aufgrund von Organstörungen können das empfindliche Gleichgewicht der Hormone durcheinanderbringen. Zudem haben wir an der Universitäts-Frauenklinik in Heidelberg festgestellt, daß Umweltbelastungen (Seite 32) bei Frauen mit Hormonstörungen wesentlich häufiger vorkommen als vermutet.

Die Eierstöcke arbeiten nicht

Reift das Ei nicht heran oder kommt es nicht zu einem Eisprung, liegt die Ursache meistens in einer Fehlfunktion der Hormon-Steuerzentren im Gehirn. Zum Beispiel könnte die Hirnanhangsdrüse nicht mehr fähig sein, genügend follikelstimulierendes Hormon (FSH) und luteinisierendes Hormon (LH) zu produzieren. Vielleicht stören Hormone aus der Nebenniere oder der Schilddrüse das empfindliche »Nachrichtensystem«. Es kann aber auch passieren, daß ausreichend FSH und LH ausgeschüttet werden, die Eierstöcke aber schon »schwerhörig« für die Signale der Hirnanhangsdrüse sind. Das geschieht häufig bei Raucherinnen, die auch früher in die Wechseljahre kommen als Frauen, die nicht rauchen.

Auch Nikotingenuß kann
den Eisprung verhindern

Prolaktin – ein Hormon zur falschen Zeit

Damit in der Brust der Frau nach der Geburt eines Babys Milch gebildet wird, schüttet die Hirnanhangsdrüse Prolaktin aus. Für stillende Frauen ist es also ein sehr wichtiges Hormon. Gleichzeitig hemmt dieser Botenstoff jedoch die Bildung der Hormone FSH und LH, die für das Reifen einer neuen Eizelle notwendig sind. Bei einem erhöhten Prolaktinspiegel kommt es deshalb selten oder gar nicht zu einem Eisprung – während der Stillzeit haben viele Frauen keine Menstruation. Verschiedene Faktoren können erhöhte Prolaktinwerte verursachen: gutartige Tumore in der Hirnanhangsdrüse, Umweltgifte (Seite 32), Streß (Seite 41) und einige Medikamente, vor allem Mittel gegen Depressionen, Übelkeit und Magen-Darm-Beschwerden. Auch Schmerzmittel und Alkohol können den Prolaktinspiegel erhöhen.

Arzt/Selbsthilfe
Medikamente, Phytopharmaka (Agnus castus, Seite 86), Akupunktur (Seite 54), Luna-Yoga (Seite 77), eventuell Zahnsanierung (Seite 37), Reflexzonentherapie (Seite 69).

Wenn die Schilddrüse nicht richtig arbeitet

Von den Frauen, die nicht schwanger werden können, leiden 20 Prozent unter Problemen mit ihrer Schilddrüse. Normale Konzentrationen von Schilddrüsenhormonen fördern im Eierstock das Heranreifen eines gut befruchtungsfähigen Eies. Deutschland ist ein Jodmangelgebiet, so daß der Schilddrüse häufig (bei etwa 20 Prozent aller Frauen und Männer) genügend Jod fehlt, um daraus Schilddrüsenhormon zu produzieren. Aber auch ein Selenmangel kann an einer eingeschränkten Schilddrüsenfunktion schuld sein. Zahlreiche Umweltgifte (zum Beispiel Holzschutzmittel, Dioxine, Schwermetalle, Seite 32) hindern die Schilddrüse an ihrer normalen Arbeit.
Bei der Schilddrüsenunterfunktion kann dann zusätzlich eine Prolaktinerhöhung eintreten, was den Eisprung hemmt. Bei der Schilddrüsenüberfunktion treten zwar Schwangerschaften ein, jedoch enden sie sehr häufig mit Fehlgeburten.

Arzt/Selbsthilfe
Medikamente, Neuraltherapie (Seite 54), Entgiftung (Seite 53), Phytopharmaka (Seite 53, 83), Akupunktur (Seite 54), Homöopathie (Seite 55), Reflexzonentherapie (Seite 69).

T I P

Halten Sie sich so oft wie möglich im Freien auf. Natürliches Licht regt das Zwischenhirn, die Nebennieren und damit den Eisprung an.

Bei Mangel an Jod oder Selen

Myome – blockierte Energie

Mehr als die Hälfte aller Frauen entwickeln, meist im Alter zwischen 30 und 40 Jahren, kleine Myome. Das sind gutartige Geschwülste, die an der Außenseite der Gebärmutter, in den Muskelwänden des Organs oder in der Gebärmutterhöhle wachsen. Viele Frauen wissen nicht einmal, daß sie Myome haben, denn oft verursachen die Wucherungen weder Schmerzen noch Blutungen. Und 50 Prozent aller Frauen mit Myomen tragen ihre Babys problemlos aus. Eine ungünstige Lage dieser Geschwülste kann das Einnisten und Wachsen eines Embryos behindern und zu einer Fehlgeburt führen.

Wie kommt es zum Myom?

Raucherinnen entwickeln überdurchschnittlich oft Myome

Sicher spielt die Erbanlage eine Rolle. Ist erst einmal ein Myom entstanden, wächst es, wenn die Frau viel Östrogen bildet. Frauen mit Myomen haben häufig einen erhöhten Östrogenspiegel. Schadstoffe (Dioxin, DDT, Seite 39) im Körper, eine Ernährung mit zuviel tierischem Eiweiß sowie Nikotingenuß können ebenfalls zur Myombildung beitragen.

Das Hormon Östrogen stimuliert nicht nur die Gebärmutterschleimhaut, es beeinflußt auch Geschwülste und Verwachsungen.

Ärzte haben zudem die Erfahrung gemacht, daß vor allem Frauen mit einer dominanten Mutter häufig darunter leiden. Möglicherweise sind Myome ein Zeichen blockierter kreativer Energie. Bleibt der schwerwiegende Konflikt bestehen, wächst das Myom.

Manche Myome schrumpfen wieder oder verschwinden von selbst. In den Wechseljahren, wenn der Körper die Östrogenproduktion langsam einstellt, verkümmern Myome.

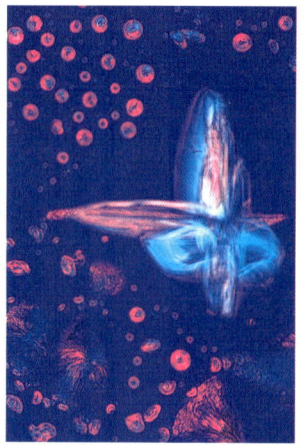

Arzt/Selbsthilfe

Homöopathie (Seite 55), Phytotherapie (Seite 53), Mit Achtsamkeit essen (Seite 66), Ernährungstips bei Myomen (Seite 66), Orthomolekulare Therapie (Seite 53), Akupunktur (Seite 54), Akupressur (Seite 68), Massagen (Seite 68).

Endometriose – die unbekannte Krankheit

Bei einer Endometriose siedelt sich Gebärmutterschleimhaut (Endometrium) an einer falschen Stelle an, zum Beispiel in Eierstöcken und Eileitern, auf der

Blase, den Gebärmutterbändern, im Bauchraum oder an den Darmwänden. Dort kann das Gewebe die Funktionen der Organe, zum Beispiel der Eierstöcke, durch Verwachsungen stark beeinträchtigen. Die Wucherungen sind von Drüsen und Blutgefäßen durchzogen. Wie die Gebärmutterschleimhaut baut sich das Gewebe in der ersten Hälfte des Zyklus auf und blutet am Ende des Zyklus, denn es hat Empfängerstellen für die Sexualhormone Östrogen und Progesteron.

Die Ursachen sind noch unbekannt

Wahrscheinlich spielen verschiedene Faktoren eine Rolle wie genetische Veranlagung, Streß und Konflikte – nach Meinung von Psychologen bedient sich der Körper oft der Endometriose, wenn er der Frau zeigen will, daß sie ihre innersten emotionalen Bedürfnisse den Forderungen der Außenwelt opfert. In letzter Zeit werden vor allem Umweltgifte als wichtige Ursache angesehen. Schadstoffe wie Dioxine oder polychlorierte Biphenyle sowie bestimmte Strahlenbelastungen können die Balance natürlicher Hormone im Körper verändern und das Immunsystem angreifen. Entscheidend ist also offensichtlich auch ein geschwächtes Immunsystem.

Unfruchtbar durch Endometriose

Bei etwa 30 Prozent der Frauen, die Probleme haben schwanger zu werden, wird die Diagnose Endometriose gestellt. Häufig sind die Frauen überrascht, denn sie hatten keinerlei Beschwerden. Bei schwerer Endometriose aber leiden die Betroffenen unter vielen Symptomen wie Krämpfen während der Menstruation, Übelkeit, Durchfall, Magen-Darm-Beschwerden, Kopf- und Rückenschmerzen bis hin zu Ischiasbeschwerden, Antriebsschwäche und Anfälligkeit für Infektionen. Die Monatsblutung ist häufig verstärkt und verlängert. Manche Frauen haben heftige Schmerzen beim Geschlechtsverkehr, weswegen sie die körperliche Nähe zum Partner seltener suchen oder sogar vermeiden. Eine verkrampfte Sexualität hat

Hormonelle Störungen wirken sich oft auch auf die seelische Verfassung aus.

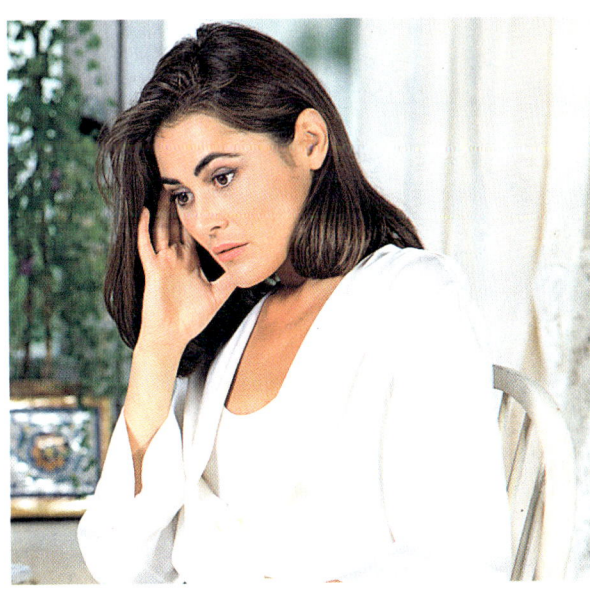

aber sicher auch einen Einfluß auf die Empfängnis. Leider werden Endometriose-Schmerzen heute noch immer von vielen Fachleuten nicht ernst genug genommen, und die Betroffenen ziehen sich von Arzt und Partner zurück. Dadurch entsteht ein Teufelskreis, die Frau fühlt sich noch weniger verstanden von ihrer Umgebung, empfindet die Schmerzen stärker und leidet schließlich unter Isolation und Einsamkeit.

Die Folgen von Verwachsungen

Während bei schwerer Endometriose häufig Ursachen dafür gefunden werden können, warum die Frau nicht schwanger wird, ist das bei einer leichten Form nicht möglich. Bei schwerer Endometriose kann es durch Verwachsungen, zum Beispiel am Eileiter, oder durch eine Beeinträchtigung der Funktion des Eierstocks zu Unfruchtbarkeit kommen. Frauen mit Endometriose haben außerdem ein höheres Risiko für Fehlgeburten und Eileiterschwangerschaften.

Arzt/Selbsthilfe

Diagnose durch Bauchspiegelung

Heute ist es möglich, während einer Bauchspiegelung (Seite 45) Verwachsungen sanft mit Hilfe von Laserstrahlen zu lösen, Eierstockzysten (Seite 25) auszuschälen und Endometrioseherde zu verschorfen. Danach kommt es häufig spontan zur Schwangerschaft. Alternative Behandlungsmethoden zeigen gute Erfolge bei schwerer Endometriose im Anschluß an die Operation, bei leichter und mittelschwerer Endometriose steigern sie die Schwangerschaftsrate, die durch medikamentöse Behandlung eher reduziert wird. Homöopathie (Seite 55), Akupunktur (Seite 54), Orthomolekulare Therapie (Seite 53), Phytotherapie (Seite 53, 83), Psychotherapie (Seite 57), Fußreflexzonentherapie (Seite 69), Ernährungstips bei Endometriose (Seite 66), Luna-Yoga (Seite 77), Autogenes Training.

Wenn männliche Hormone überhandnehmen

Frauen wie Männer haben sowohl männliche als auch weibliche Hormone, nur die Mengen sind unterschiedlich. Bildet der Körper der Frau zu viele **Androgene** – man erkennt das manchmal an einer starken Körperbehaarung –, stört das den hormonellen Regelkreis erheblich. Diese komplexe Fehlfunktion ist in seltenen Fällen genetisch bedingt. Manche Frauen leiden dann

Androgene: *männliche Geschlechtshormone, zum Beispiel Testosteron*

unter einer unregelmäßigen Menstruation bis hin zum Ausbleiben der Blutung. Die Gebärmutterschleimhaut wird überstimuliert, verdickt sich über die Monate hinweg und wird durch unregelmäßige Menstruationsblutungen meist nicht vollständig abgetragen. Die Fruchtbarkeit der Frau ist bei zuviel Androgenen eingeschränkt: Das Eibläschen schwillt zwar an, entläßt jedoch keine Eizelle, sondern setzt sich als Zyste im Eierstock fest. Die sie umgebenden Zellen schütten geringe Mengen an männlichen Hormonen aus, die in Östrogene umgewandelt werden. Die Hirnanhangsdrüse bildet daraufhin weniger follikelstimulierendes Hormon und mehr luteinisierndes Hormon, das für den Eisprung notwendig ist. Im Eibläschen ist keine reife Eizelle, es bildet sich jetzt eine weitere Zyste. Mit jedem Zyklus wiederholt sich der Vorgang, und es entsteht das Syndrom der polyzystischen Eierstöcke (Polyzystisches Ovarsyndrom, PCO, genannt). Im Ultraschall zeigen sich in den Eierstöcken viele kleine Follikel. Häufig leiden Frauen mit Übergewicht an diesem Syndrom.

Bei zuviel Androgenen ist die Fruchtbarkeit eingeschränkt

Syndrom der polyzystischen Eierstöcke

Manche Ärzte gehen heute davon aus, daß seelische Konflikte, die Ernährung und auch Schadstoffe eine Rolle bei der Bildung von polyzystischen Eierstöcken spielen. Diese Schadstoffe müssen nicht mehr nachweisbar sein. Aus Tierversuchen ist bekannt, daß Schadstoffe, die während der Schwangerschaft auf den Fetus wirken, in der Kindheit oder in der Pubertät das empfindliche Gleichgewicht zwischen dem Gehirn und den Eierstöcken so stören können, daß polyzystische Ovarien daraus resultieren.

Arzt/Selbsthilfe
Es ist unklar, ob naturheilkundliche Methoden polyzystische Eierstöcke tatsächlich heilen können. Häufig jedoch können sie einen regelmäßigen Zyklus wieder herbeiführen. Damit ist die Voraussetzung geschaffen, auf normalem Weg schwanger zu werden! Unterstützende Maßnahmen: Abnehmen mit Power-Ernährung (Seite 63), Phytotherapie (Seite 53, 83), Homöopathie (Seite 55), Akupunktur (Seite 54), Luna-Yoga (Seite 77), Partner-Massage (Seite 68), Autogenes Training, Psychotherapie (Seite 57).

T I P

Ernähren Sie sich mit einer leichten Mittelmeerkost: fettarm, viel frisches Gemüse, Salate und Obst. Leichte Nahrung tut auch Ihrer geistig-intuitiven Seite gut, bringt die Emotionen und die Hormone wieder zum Fließen.

Hormonelle Probleme beim Mann

Seit einigen Jahren wird heftig diskutiert, ob die Samenqualität des Mannes schlechter wird. Einige Studien legen nahe, daß weltweit die Spermienzahl immer mehr nachläßt – Warnsignale, die uns zeigen, daß wir mit unserer Lebensweise nicht so weitermachen können wie bisher.

Was ist ein Spermiogramm?
Dabei wird mikroskopisch untersucht, wieviele Spermien (= Samenzellen, Samenfäden, Spermatozoen) das frische Ejakulat enthält, wie bewegungsfähig sie sind und welche Form sie haben. Die gesamte beim Orgasmus ejakulierte Samenflüssigkeit bezeichnet man als Sperma oder Samen.

Wie sehen die Fakten aus? Der dänische Mediziner Niels Skakkebaeg stellte 1992 fest, daß von 1940 bis 1990 die Spermienzahl im Durchschnitt von 113 Millionen pro Milliliter Samen auf 66 Millionen zurückgegangen ist. Das sind in 50 Jahren fast 50 Prozent. Gleichzeitig wies er auf den Anstieg bestimmter Fehlbildungen und Störungen hin, etwa den Hodenhochstand (Seite 19). Noch werden 20 Millionen Spermien im Ejakulat als normal angesehen. Aber was ist, wenn die Spermienmenge weiter zurückgeht? Außerdem reagieren die Beweglichkeit der Samenfäden und die Befruchtungsfähigkeit noch viel empfindlicher auf äußere Belastungen als die Spermienzahl.

Immer weniger Spermien im Samen

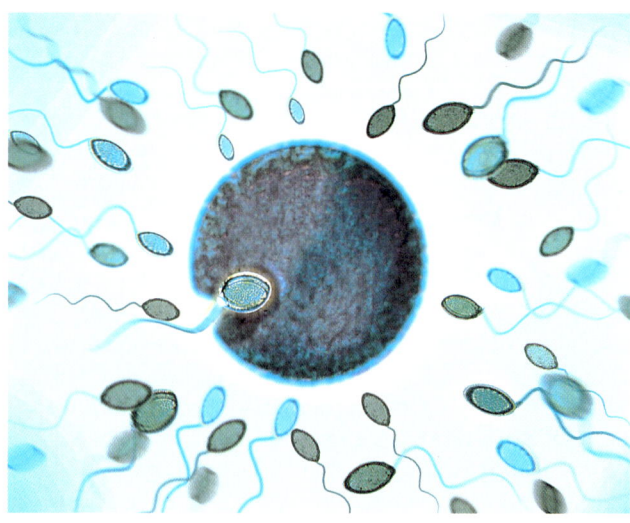

Sobald es einer Samenzelle gelungen ist, ins Innere eines Eies zu gelangen, wird die Eihülle für nachfolgende Spermien zu einer undurchdringlichen Mauer.

Diese Zahlen entscheiden, ob die Fortpflanzung gelingt

Normale Ejakulatmenge	2–6 Milliliter
Spermienanteil am Ejakulat	3–5 Prozent
Tagesproduktion	bis zu 100 Millionen Spermien
Ausstoß pro Orgasmus	bis zu 200 Millionen Spermien
Mindestmenge für Befruchtung	20 Millionen pro Milliliter
Minimum beweglicher Spermien	50–60 Prozent
Form	ovaler Kopf, Gesamtlänge 0,06 Millimeter
Schwanzschläge pro Zentimeter	etwa 800
Reisegeschwindigkeit	3–4 Millimeter pro Minute

Lebensdauer
  in der Scheide
  im Gebärmutterhals
	etwa einen Monat
	  einige Stunden
	  bis zu 7 Tage

Die samenbildenden Zellen sind
empfindliche Organe

Ist die Menschheit vom Aussterben bedroht? – so frag-
ten bereits einige Wissenschaftler. Und vor allem: Was
ist schuld daran? Ist es die moderne Lebensweise, die
mit viel Streß einhergeht, der sich in körperlichen Problemen widerspiegelt? Tatsächlich weiß man heute,
daß die Samenqualität empfindlich auf Einflüsse von
außen reagiert. Medikamente, Röntgenstrahlen,
Autoabgase, Pestizide, Streß – das sind nur einige der
unzähligen Mosaiksteinchen.
Frauen von Männern, die in bestimmten Berufen mit
erhöhter Umweltbelastung arbeiten (Schreiner, Land-
wirte, in der metallverarbeitenden Industrie, mit
Lösungsmitteln), sind nicht nur häufiger unfruchtbar,
sondern erleiden auch mehr Fehlgeburten als Frauen
von Männern in weniger gefährlichen Berufen. Halten
sich die Männer häufig in elektromagnetischen Feldern
auf (300 kHz bis 300 MHz), so werden die Spermien
müde. Sind die Hoden ständig einer erhöhten Temperatur ausgesetzt (zu enge Hosen, sitzende Tätigkeit,
häufige Saunagänge und heiße Wannenbäder), so wird
das von den samenbildenden Zellen schlecht vertragen,
denn um diese empfindlichen Zellen vor der
Körpertemperatur zu schützen, wurden sie ja

Diese Faktoren
verschlechtern
die Samenqualität:

• *Medikamente*
• *Röntgenstrahlen*
• *Streß*
• *Umweltgifte*
• *Erhöhte Temperatur*
der Hoden
• *Chronische Entzün-*
dungen
• *Elektromagnetische*
Felder hoher Frequenz

entwicklungsgeschichtlich außerhalb des Körpers verlagert. Chronische Entzündungen, auch in weit entfernten Körperteilen (zum Beispiel Zähne) schränken ebenfalls die Samenqualität ein.

Diese Medikamente greifen ein in den Hormonhaushalt:

- *Arzneien gegen Magengeschwüre, Herzrhythmusstörungen, Blasenentzündungen*
- *Antibiotika*
- *Schmerzmittel*
- *Antidepressiva*
- *Betablocker*
- *Antiepileptika*

Arzt/Selbsthilfe

Power-Ernährung (Seite 63), Entgiftung (Seite 53), Bewegung (Seite 75), Kleidung (keine zu engen Hosen), Homöopathie (Seite 55), Akupunktur (Seite 54), Orthomolekulare Medizin (vor allem Zink und Selen, Seite 53, 65), Psychotherapie (Seite 57).

Probleme, die beide betreffen

Bei der Befruchtung einer Eizelle spielen nicht nur hormonelle und organische Faktoren eine Rolle, auch Reaktionen des Immunsystems, Unterleibs-Infektionen oder Streß können eine Schwangerschaft verhindern.

Mauern gegen Spermien

Zwei Menschen lieben sich und möchten nichts sehnlicher, als daß aus dieser Liebe ein Kind entsteht. Und doch können Frau und Mann Abwehrstoffe produzieren, die eine Befruchtung oder eine längere Einnistung des Embryos unmöglich machen. Wir kennen solche Reaktionen von Krankheitserregern, die von körpereigenen Abwehrzellen und Eiweißstoffen erkannt und vernichtet werden, was bei einer Grippe auch sinnvoll ist. Von Allergien wissen wir aber, daß der Körper auch überschießende Reaktionen zeigen kann. Dann schüttet er kaskadenartig Abwehrstoffe aus, und dann lösen zum Beispiel harmlose Katzenhaare einen heftigen Asthmaanfall aus.

Immunologische Sterilität – wo sich Abwehrstoffe befinden können:

- *Im Blut*
- *Im Ejakulat*
- *Im Muttermundschleim*
- *In der Gebärmutterschleimhaut*

Damit Spermien den langen Weg von der Scheide durch Gebärmutterhals und Gebärmutter bis zum Eileiter überhaupt schaffen, brauchen sie optimale Bedingungen (Seite 5). Sind Antikörper im Gebärmutterschleim enthalten, machen sie die Spermien bewegungsunfähig, im Blut werden sie erst nach der Befruchtung aktiv. Warum auch das Ejakulat des Mannes Abwehrstoffe gegen Spermien enthalten kann, ist bis heute nicht genau bekannt.

Auch bei Entzündungen oder wenn die Zusammensetzung der Hormone nicht stimmt, bildet der Gebärmutterhalsschleim eine Mauer gegen die Spermien.

Arzt/Selbsthilfe
Abhilfe nur durch konventionelle Methoden wie Medikamente oder künstliche Befruchtung.

Chlamydien-Infektionen sind im Kommen

Eine häufige Ursache von heftigen Unterleibsentzündungen sind Chlamydien, kleine Bakterien, die beim Sex übertragen werden. Gefährdet sind hauptsächlich junge Leute, die oft den Partner wechseln. Mediziner schätzen, daß sich bei uns heute rund 600 000 Menschen jährlich neu mit Chlamydien anstecken. Das Tückische an diesem Erreger ist, daß die Infektion bei der Frau oft ohne Symptome verläuft und sich somit ungehindert ausbreiten kann. Die Chlamydien befallen zunächst die Harnröhre, später die Gebärmutter und die Eileiter und führen unbehandelt zu einer schweren Eileiterentzündung (Adnexitis). Mögliche Folgen sind Verwachsungen, Verklebungen und Narben, die die Frau unfruchtbar machen können. Manchmal entwickeln sich erst nach etwa drei Wochen Anzeichen für eine Entzündung: Ausfluß aus der Scheide, Brennen beim Wasserlassen. Dann sollte jede Frau sofort ihre Gynäkologin aufsuchen.

Beim Mann deutlichere Symptome als bei der Frau

Der Körper hat ein langes Gedächtnis

Häufig bilden sich Verwachsungen im Lauf der Jahre als Reaktion des Körpers auf eine Endometriose (Seite 22) oder eine Unterleibs-Infektion. Nahezu unerforscht ist, wie Verwachsungen tatsächlich entstehen und wie sie verhindert werden können. Selbst nach einer operativen Entfernung treten sie später, wie Untersuchungen zeigen, zu 97 Prozent an derselben Stelle wieder auf.

Der Mann hat fast immer Symptome wie Ausfluß aus der Harnröhre, unangenehme Gefühle im Penis. Es kann auch zu einer Nebenhodenentzündung mit geschwollenem Hodensack und starken Schmerzen kommen. Diese Entzündung kann die Fruchtbarkeit ebenfalls stark einschränken.

Arzt/Selbsthilfe
Medikamentöse Behandlung, Operation, Homöopathie (Seite 55), Moorbehandlung (Seite 74).

Genüsse, die Frau und Mann schaden können

Abstinenzler wie Genießer wissen, daß Alkohol und Nikotin der Gesundheit und dem Ungeborenen im Mutterleib schaden. Daß diese Genußgifte aber auch stark in den Hormonhaushalt eingreifen und über die Fruchtbarkeit entscheiden können, ist weniger bekannt.

Der blaue Dunst

Die erste Zigarette nach dem Frühstück schmeckt am besten. Im Lauf des Tages folgen ihr viele nach. Vielleicht denken Sie beim Rauchen an die vielen krebsauslösenden Substanzen. Der Rauch einer Zigarette enthält an die 2000 Schadstoffe wie Arsen, Blausäure, Formaldehyd und Dioxin, die sich vor allem in fetthaltigem Gewebe, wie dem Gehirn oder der Nebennierenrinde, anreichern und das Gleichgewicht dieser Organe empfindlich stören. Folge: Die Eizelle kann nicht vollständig heranreifen, die Spermien sind weniger befruchtungsfähig.

Rauchen schadet der Fruchtbarkeit

Frauen, die mehr als zehn Zigaretten am Tag rauchen, haben mehr Fehlgeburten als Nichtraucherinnen. In der Gebärmutterschleimhaut ließen sich 10- bis 20fach höhere Schadstoffkonzentrationen messen als im Blut, so daß der Embryo vergiftet wurde. Auch gibt es Hinweise dafür, daß der Gebärmutterschleim bei Raucherinnen so verändert ist, daß er das Aufsteigen der Samenfäden deutlich erschwert.

Selbst wenn nur der Vater raucht, ist die Rate der Fehl- und Totgeburten erhöht. Die Schadstoffe aus der Zigarette können direkt am Hoden wirken und die Durchblutung ändern. Das mindert auch die Qualität des Samens: Bei Rauchern wurden bedeutend niedrigere Samenmengen gemessen als bei Nichtrauchern, auch die Überlebensfähigkeit und die Beweglichkeit der Samenfäden waren deutlich schlechter. Rauchen wirkt zudem negativ auf die Leydig-Zellen in den Hoden, die vor allem Testosteron bilden.

T I P

Rechnen Sie genau aus, was Sie das Rauchen im Jahr kosten würde. Für den Genuß, den Sie mit dem Rauchen aufgeben, sollten Sie sich einen anderen lustvollen Bereich erschließen: ein neues Hobby oder Sport wie Tauchen, Golf, der Ihnen vorher zu kostspielig war.

Auch männliche Raucher gefährden sich und ihren Nachwuchs

Mit welcher »Methode« Sie zum Nichtraucher werden ist egal – aber probieren Sie es!

Arzt/Selbsthilfe

Sicher ist es nicht leicht, von heute auf morgen mit dem Rauchen aufzuhören. Aber es ist mindestens einen Versuch wert. Hypnose hat sich bei der Entwöhnung bewährt, ebenso die Akupunktur (Seite 54). Die Erfolgschancen sind sehr hoch. Unterstützend wirkt die Orthomolekulare Therapie (Seite 53).

Ein Gläschen in Ehren

Gehören Sie auch zu den Menschen, die gern mal ein Glas trinken? Sich zum Feierabend einen Entspannungsschluck mit Freunden gönnen oder zum guten Essen eine Flasche Wein öffnen? Dagegen ist nichts zu sagen, wenn es nicht zur Gewohnheit wird – was schnell geschieht: Die Hälfte aller Männer und Frauen in Deutschland trinkt fast täglich oder mehrmals die Woche Alkohol. Läßt man die Kinder unberücksichtigt, kommt jeder Erwachsene statistisch gesehen auf 36,7 Gramm reinen Alkohol pro Tag (50 g entsprechen 1 l Bier oder 1/2 l Wein). Wissenschaftler sind sich noch nicht einig, wann Alkoholgenuß problematisch ist für die Fruchtbarkeit. Werden regelmäßig größere Mengen getrunken, führt das wohl schon nach kurzer Zeit zu Schädigungen. An der Heidelberger Universitäts-Frauenklinik wurden die Spermien von 115 Männern untersucht, die angaben Alkohol zu trinken (59 tranken mehr als 20 g/Tag). Diese Männer hatten höhere Östrogenwerte und im Samen waren häufiger abnorme Rundzellen. Weitere Studien stehen noch aus.

Genießen Sie Alkohol nicht täglich und nur in kleinen Mengen.

Arzt/Selbsthilfe

Fragen Sie sich, ob Sie aus reiner Gewohnheit, Frust oder Langeweile trinken. Wer erkennt, daß er deshalb zum Glas greift, sollte versuchen, die Leere anders zu füllen, etwa durch Entspannungs-Training (Seite 86), Musik, Sport, Gespräche und Psychotherapie (Seite 57).

Kaffee, das belebende Getränk

Manche kommen ohne ihren morgendlichen schwarzen Kaffee überhaupt nicht in Schwung. Daß auch Koffein die Fruchtbarkeit beeinflussen kann, wird oft

Koffein mindert die Fruchtbarkeit

vergessen. Wissenschaftler fanden heraus, daß Frauen, die mehr als eine Tasse Kaffee pro Tag tranken, im Vergleich zu Frauen, die keinen Kaffee tranken, nur die halbe Chance hatten, innerhalb der nächsten Zyklen schwanger zu werden. Auch stellten sie fest, daß mit zunehmendem Kaffeegenuß das Risiko von Fehlgeburten stieg.

Diese Getränke enthalten Koffein:

- *Kaffee*
- *Schwarzer Tee*
- *Kakao*
- *Koffeinhaltige Limonaden wie Cola, Spezi*

Zudem steigert Koffein die Wirkung anderer Schadstoffe. Kaffee und Alkohol oder Kaffee mit Nikotin haben eine überproportional negative Wirkung auf die Fruchtbarkeit der Frauen. Trinken Männer mehr als vier Tassen Kaffee am Tag und rauchen sie dazu mehr als 20 Zigaretten, sinkt die Beweglichkeit der Spermien enorm, und die Zahl der toten Spermien nimmt deutlich zu. Gesundheit und Fruchtbarkeit der Paare sind demnach extrem gefährdet, wenn zum Beispiel Nikotin, Alkohol und koffeinhaltige Getränke konsumiert werden.

Arzt/Selbsthilfe
Mini-Trampolin zum Ankurbeln des Kreislaufes (Seite 75), Orthomolekulare Therapie (Seite 53), Wassertreten (Seite 72), Gymnastik, Luna-Yoga (Seite 77).

Wie Umweltgifte Schwangerschaften verhindern

Wir sind in unserem Alltag ständig von Einflüssen umgeben, deren Wirkungen auf den menschlichen Körper überhaupt noch nicht abzuschätzen sind. Man vermutet, daß bei der in den letzten Jahrzehnten immer häufiger auftretenden Unfruchtbarkeit bei Männern und Frauen in Europa die zunehmende Belastung durch Schadstoffe einen beträchtlichen Teil beiträgt.

Schadstoffe im Verborgenen

Wissen Sie, ob sich in Ihrer wunderschönen Holzdecke im Wohnzimmer Pentachlorphenol und Lindan (Seite 39) verbergen? Womit wurde der herrliche Wollteppich imprägniert und gegen Motten sicher gemacht? Wir hantieren bedenkenlos mit Klebstoffen, Farben und Lacken. Schuhsohlen, Shampoos, Computerchips und CDs ohne Chlorchemie gibt es kaum oder nur zu einem wesentlich höheren Preis. Selbst Kleidung aus natürlichen Stoffen wie Baumwolle und Seide ist oft mit Pestiziden belastet, denn die Pflanzen wurden gegen Schädlinge behandelt. Und schließlich gehen wir in unserer Wohnung recht großzügig mit Reinigungs- und Schädlingsbekämpfungsmitteln um, weil alles sauber und frei von Ungeziefer sein soll.

So wirken Schadstoffe

Alle diese künstlich hergestellten Substanzen verflüchtigen sich nicht, sondern kommen in den natürlichen Kreislauf unserer Umwelt: Fluorchlorkohlenwasserstoffe steigen in die höhere Erdatmosphäre auf und attackieren die lebensnotwendige Ozonschicht. Andere Umweltgifte (zum Beispiel Quecksilber, chlororganische Verbindungen) gelangen über die Atemluft, den Hautkontakt oder die Nahrungskette in den menschlichen Körper und reichern sich dort im Fettgewebe, vor allem in Leber, Niere und Gehirn an. Im Gehirn gespeicherte Schadstoffe beeinträchtigen die verschiedenen hormonellen Regelkreise des Menschen und somit die Fruchtbarkeit.

Anreicherung von schwer abbaubaren Substanzen

Der Körper der Frau produziert dann möglicherweise zu viele Androgene oder es kommt zu einer Über- oder Unterfunktion der Schilddrüse. Folge: Die Eireifung wird verhindert, oder es entwickeln sich polyzystische Eierstöcke (Seite 25). Im Eierstock selbst können Schadstoffe die Produktion von Östradiol, dem wichtigsten Östrogen, und Progesteron beeinflussen und sogar die Erbsubstanz verändern.

Beim Mann greifen die Schadstoffe die samenproduzierenden Organe an. Das führt zu einer verminderten Spermienzahl, oder es fehlen bewegliche reife Spermien im Ejakulat.

Auf immunologischer Ebene hemmen beispielsweise die schwer abbaubaren Pyrethroide, die wir mit Insektenmitteln versprühen, die Bildung von Lymphozyten, unseren natürlichen Killerzellen.

Und nicht zuletzt wirken sich Schadstoffe negativ auf die Psyche aus: Von Lindan beispielsweise ist bekannt, daß es zu Angstzuständen und Depressionen führt.

Man hat festgestellt, daß mehrere Gifte gleichzeitig im Körper die Gesundheit viel stärker gefährden können, als wenn nur das Risiko jeder einzelnen Substanz

Hauptwirkungen von Umweltgiften im Körper:

• *Beinflussung von Hormonkreislauf und Fruchtbarkeit*
• *Schwächung des Immunsystems*
• *Beeinträchtigung der Psyche*

Bei mehreren Giften potenziert sich die Wirkung

zählt. Das heißt, die Giftwirkung potenziert sich. Wir wollen aber hier weder verunsichern noch Angst machen, denn beides steht einer Schwangerschaft im Weg. Wir möchten Sie aber auf Gefahrenquellen hinweisen, die Sie um Ihrer Gesundheit und Fruchtbarkeit willen vermindern oder ausschalten können.

Chlorkohlenwasserstoffe

Pentachlorphenol (PCP) und Polychlorierte Biphenyle (PCB)

Substanzen wie Pentachlorphenol (PCP) und Polychlorierte Biphenyle (PCB) werden weltweit in der Landwirtschaft als Pflanzenschutzmittel und bei industriellen Prozessen eingesetzt. Obwohl in Deutschland seit einigen Jahren verboten, sind unser Körper und unsere Umwelt mit Chlorkohlenwasserstoffen wegen ihrer langsamen Abbaurate nach wie vor massiv belastet. Pestizide gelangen über die Nahrungsmittel, die Kleidung und die Luft in den menschlichen Körper. Auch in unseren Wohnräumen findet man PCP, etwa in Holzverschalungen, Holz- oder Ledermöbeln. Die ausgasenden Gifte werden zum Teil eingeatmet, zum Teil über die Haut aufgenommen.

Auswirkungen

Frauen mit hormonellen Störungen und deutlich erhöhtem PCP-Spiegel klagten beispielsweise über vermehrte Infektanfälligkeit, Kopfschmerzen, Depressio-

Im konventionellen Landbau werden jährlich Tonnen von Pestiziden gespritzt, deren Rückstände sich nicht nur auf den Nahrungsmitteln, sondern auch im Grundwasser wiederfinden.

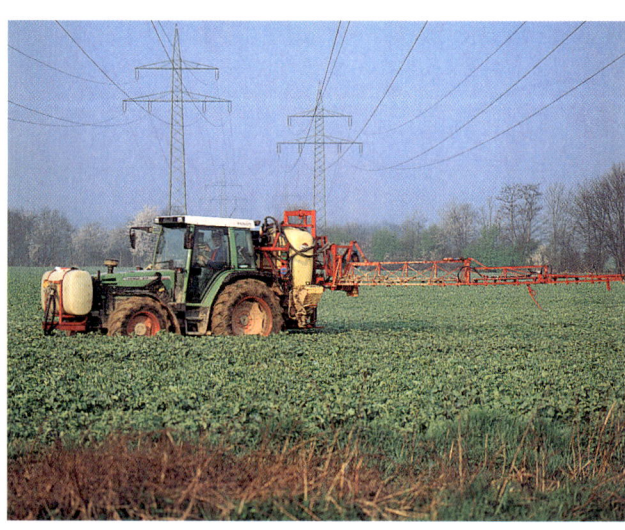

nen, Reizbarkeit, emotionale Unausgeglichenheit, Konzentrationsstörungen und Haarausfall. Sie litten unter heftigen Zyklusstörungen (Seite 20). Einige hatten zu viele männliche Hormone, andere eine geschwächte Funktion der Nebennierenrinde oder Probleme mit der Schilddrüse. Schließlich kann der Schadstoff Störungen in den Keimdrüsen oder direkt am Ei hervorrufen. Bei Frauen mit primärer Sterilität (Seite 16) und Frauen mit Fehlgeburten war die Konzentration von PCP im Blut deutlich erhöht. Bei Frauen mit Endometriose (Seite 22) wurden häufiger erhöhte Konzentrationen von PCB gefunden. Bei Myomen (Seite 22) sollte man ebenfalls an einen Einfluß von Umweltgiften denken.

Konnte man beim Mann PCB nachweisen, war die Samenqualität deutlich verschlechtert. Das Sperma von Männern, bei denen keine direkten Ursachen der Unfruchtbarkeit gefunden werden konnten, war deutlich höher mit PCB belastet als bei fruchtbaren Männern.

Arzt/Selbsthilfe
Gesundes Wohnen (Seite 59), regelmäßig Schwitzen (etwa durch Jogging oder Sauna, Seite 74), Colon-Hydro-Therapie mit Paraffinöl und weiteren Zusätzen, Einnahme von Paraffinöl/Aktivkohle, Orthomolekulare Medizin (Seite 53), homöopathische Ausleitung.

Meeresfrüchte aus küstennahem Gewässer enthalten oft viele Schadstoffe wie Cadmium, Blei und Arsen.

Blei
In der Industrie wird Blei zum Beispiel bei der Farbherstellung, in Druckereien und der Galvanotechnik verwandt. Über Autoabgase atmen wir alle täglich Blei ein. Gefährdet sind deshalb vor allem Menschen, die an stark befahrenen Straßen und in Ballungsgebieten wohnen. Nahrungsmittel, die in städtischen Gegenden angebaut werden, sind eben-

Schädliche Schwermetalle
Man vermutet, daß Belastungen mit Schwermetallen wie Blei, Quecksilber, Cadmium einen Zinkverlust hervorrufen. Dies beeinflußt unter anderem die Hirnanhangsdrüse, sie schüttet weniger Steuerhormone aus. Das Zusammenspiel von Gehirn, Schilddrüse, Nebennierenrinde und Keimdrüsen (Eierstock, Hoden) ist empfindlich gestört. Schwermetalle können ausgeschwemmt und dadurch im Urin nachgewiesen werden (Seite 47). Die Ausscheidung der Schwermetalle ist proportional zur Gesamtkörperbelastung.

falls stark bleihaltig. Als wichtige Bleiquelle gilt auch heute noch bei zu niedrigen Temperaturen gebranntes glasiertes Keramikgeschirr und Bleiglas. Und immer noch belasten alte Wasserrohre das Trinkwasser mit Blei.

Auswirkungen

Gefahr für das Ungeborene im Mutterleib

Bei einer hohen Bleibelastung kommt es zu Fehl- und Frühgeburten. Blei passiert die Plazenta, lagert sich im Ungeborenen an und führt zu Wachstumsstörungen. Bei Kindern mit Bleibelastung wurden Verhaltensstörungen, verminderte Aufmerksamkeit, Hyperaktivität und eine geringere Intelligenz festgestellt.

Arzt/Selbsthilfe

Ausschwemmen mit Chelatbildnern (Seite 47), Gesundes Wohnen (Seite 59), Power-Ernährung (Seite 63), Vitamin C, Kalzium und Selen (Seite 65).

Quecksilber

Organisches Quecksilber kommt besonders häufig in verseuchtem Fisch, vor allem Thunfisch, und in Meeresfrüchten vor. Es findet sich aber auch in Holzschutz- und Unkrautvertilgungsmitteln. Die Legierung von elementarem Quecksilber mit Silber, Zink, Kupfer, Zinn in unterschiedlichen Teilen wird als Amalgam in Zahnfüllungen eingesetzt.

Amalgam – in aller Munde?

Jahrelang wurde eine heftige Diskussion darüber geführt, wie giftig oder bedenkenlos dieser Zahnfüllstoff sei. Heute weiß man, daß das aus den Amalgamplomben freigesetzte Quecksilber zu 80 Prozent eingeatmet, also über die Lungen aufgenommen wird, weil es schon bei Raumtemperatur verdampft. Es gelangt sowohl in Blut und Gehirn als auch in die Gefäße des Mutterkuchens. Es hängt jedoch von der individuellen Disposition, der Ernährung und anderen Umweltfaktoren ab, ob der Körper das Quecksilber rasch entgiften kann oder ob es die Fruchtbarkeit und die Gesundheit beeinträchtigt.

Auswirkungen

Bei einer Vergiftung mit organischem Quecksilber ist primär das Nervensystem betroffen mit Sehstörungen, Hörstörungen und Persönlichkeitsveränderungen. Zudem schwächt es das Immunsystem, es kommt zu Allergien, Hautkrankheiten, Haarausfall. Auch die Psyche leidet unter dem Schadstoff: Manche Menschen haben Panikattacken, sind leicht reizbar und depressiv.

Wie Amalgam die Fruchtbarkeit beeinflußt

Besonders belastet sind die Hirnanhangsdrüse (Seite 5) und die Nieren und damit wieder die Achse Gehirn und Eierstöcke. Bei Zahnarzthelferinnen, Goldschmiedinnen, Frauen in Batteriefabriken und im Fotolabor fand man stark erhöhte Quecksilberwerte. Zahnarzthelferinnen hatten wesentlich häufiger Zyklusstörungen und Fehlgeburten.

Belastung am Arbeitsplatz

Doch auch Männer, die Quecksilberdämpfen ausgesetzt sind, zum Beispiel bei der Herstellung von Schädlingsbekämpfungsmitteln, haben schlechtere Chancen auf Nachwuchs. Sie waren weniger fruchtbar und die Fehlgeburtenrate ihrer Frauen stieg an, je intensiver die Männer diesen Dämpfen ausgesetzt waren.

Mit dem »Kaugummitest« (Kasten) stellten Wissenschaftler bei manchen ihrer Patienten einen enormen Anstieg des Quecksilbers im Blut fest. Gleichzeitig fielen die natürlichen Killerzellen und das zellschützende Selen deutlich ab. In Studien an der Heidelberger Universitäts-Frauenklinik stellte man fest, daß hormonelle Störungen, zum Beispiel eine Schwäche des Gelbkörpers in der zweiten Zyklushälfte und die Produktion von zuviel männlichen Hormonen, mit der Quecksilberbelastung zusammenhingen. Auch Schilddrüsenfunktionsstörungen und Metallallergien wurden bei Frauen mit erhöhter Quecksilberausscheidung vermehrt gefunden.

Kaugummitest

Damit läßt sich prüfen, ob Amalgamfüllungen in den Zähnen die Ursache für die Belastung sind: morgens nüchtern 5 ml Speichel in einem Röhrchen sammeln, 10 Minuten lang ein zuckerfreies Kaugummi kauen und während dieser Zeit 5 ml Speichel in einem zweiten Röhrchen sammeln. Beide Proben werden auf Schwermetalle untersucht (vom Arzt oder Heilpraktiker). Falls der Quecksilberwert nach dem Kauen deutlich höher liegt als vorher oder bereits vorher hohe Konzentrationen gemessen wurden, sollten die Amalgamfüllungen entfernt werden. Zum Vergleich: Die Weltgesundheitsorganisation (WHO) hat für Quecksilber im Trinkwasser einen Höchstwert von 0,001 mg/l festgelegt. Durch das Kauen wurden bei Patientinnen an der Heidelberger Uniklinik bis zu 0,5 mg/l Speichel gemessen.

Arzt/Selbsthilfe

Zahnsanierung: Amalgamplomben entfernen, Ausleiten mit Chelatbildnern (Seite 47); Immunsystem stärken durch Vitamine, Mineralstoffe (besonders wichtig sind

Selen und Zink, Seite 65), Echinacea, Mistel, Thymus; Power-Ernährung (Seite 63); gegebenenfalls Berufswechsel; allgemeine Entgiftung (Seite 53), psychische Unterstützung (Seite 57), Sauna (Seite 74), Sport, viel trinken. Holen Sie sich Rat in einer Umweltambulanz in Ihrer Nähe (Adressen, Seite 93).

Cadmium

In den meisten Nahrungspflanzen und in Nutztieren kann Cadmium nachgewiesen werden. Raucher geben sich täglich selbst ihre zusätzliche Dosis Cadmium, weil es in jeder Zigarette enthalten ist. Erhöhte Cadmiumgehalte können vor allem in der Umgebung von Müllverbrennungsanlagen auftreten. Auch Phosphatdünger enthalten dieses Schwermetall.

Auswirkungen

Dieses Schwermetall ist besonders tückisch, weil es sich im Körper anreichert. Im Fruchtwasser und in den Eihäuten von Raucherinnen sind die Cadmiummengen deutlich höher als bei Nichtraucherinnen. Cadmium reichert sich auch im Ungeborenen an, bei sehr hoher Konzentration kommt es zu Mißbildungen. Unfruchtbare Männer hatten – unabhängig von der Spermienzahl – doppelt so hohe Cadmiumkonzentrationen im Samen wie fruchtbare.

Arzt/Selbsthilfe

Ausleiten mit Chelatbildnern (Seite 47), Zinktabletten.

T I P

▼

Stark mit Cadmium belastet sind vor allem Muscheln, Austern, häufig auch Tintenfische sowie Innereien (Leber, Niere). Deshalb sollten Sie den Genuß dieser Lebensmittel sehr einschränken.

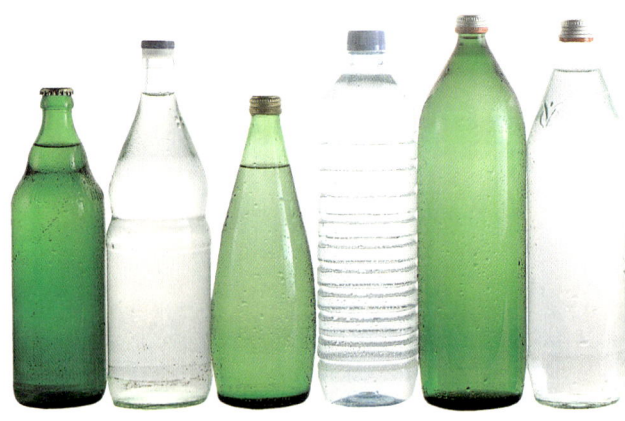

Viel trinken hilft dem Körper bei der Entgiftung – am besten Kräutertees und Mineralwasser.

Umweltschadstoffe – Wirkung auf die Fruchtbarkeit

Stoffe	Mögliche Quellen
Holzschutzmittel (bis 1989 Pentachlorphenol und Lindan, heute verschiedene neue Verbindungen)	sämtliche Möbel aus Vollholz, Holzdecken, Holzbalken, Ledermöbel, Lederkleidung
Innenraumbiozide (Schädlingsbekämpfungsmittel wie Pyrethroide, Organophosphate, Carbamate)	Sprays gegen Katzen- und Hundeflöhe, Mücken, Ameisen, Silberfische, Kellerasseln, Elektroverdampfer gegen Mücken, Naturfaserteppiche
Fungizide (Pilzvernichter, zum Beispiel Hexachlorbenzol, Tributylzinnverbindungen)	Nahrung, Trinkwasser, Textilien, Teppiche, Holzschutzmittel
Herbizide (Unkrautvernichter, zum Beispiel Dichlor- und Trichlorphenoxyessigsäure)	herkömmlich angebaute Nahrungsmittel, Trinkwasser
Insektizide (Schädlingsbekämpfungsmittel, zum Beispiel Lindan, DDT)	herkömmlich angebaute Nahrungsmittel, Trinkwasser, Innenraumluft, wenn Insektensprays und Sprays gegen Pflanzenschädlinge benutzt werden
Organische Lösungsmittel	Farben, Lacke, Klebstoffe
Organische Flammschutzmittel	Computer, TV, Matratzen, Polstermöbel, Fleckenwasser
Formaldehyd	Zigaretten, Preßspanplatten
Dioxine und Furane	Nahrung, eingebracht vor allem durch Müllverbrennung, Verbrennung von PCP-behandeltem Holz, als Nebenprodukt bei der Herbizidherstellung
Stickoxide, Ozon, Benzol	Außenluft, vor allem durch Autoverkehr
Isozyanate (Polyurethanhaltige Schäume)	Dichtungsmasse bei Fenstern und Türrahmen, Möbellacke
Schwermetalle (vor allem Blei, Cadmium, Quecksilber)	Nahrung, Trinkwasser, amalgamhaltige Zahnfüllungen, Meeresfrüchte, Fisch
Weitere Industriechemikalien mit Hormonwirkung, zum Beispiel PCB, synthetische Moschusverbindungen, Bisphenol A	Dichtungsmaterial, Brandschutzanstriche, Transformatorenöl, Waschmittel, Kosmetika, Lack von Lebensmitteldosen

Eine gesunde Ernährung ist wichtig

Lebensmittel halten nicht mehr das, was ihr makelloses Aussehen verspricht

T I P

Bevorzugen Sie ökologisch angebaute Nahrungsmittel, die der Jahreszeit in unseren Breitengraden entsprechen. Vorteil: Die Lebensmittel sind wesentlich weniger belastet und nährstoffreicher. Dafür sind die Früchte oft kleiner und sehen nicht so verführerisch aus wie konventionell Angebautes.

Insulin: *ein wichtiges Verdauungs-Hormon, das von der Bauchspeicheldrüse gebildet wird*

Bei uns biegen sich die Tische durch eine Fülle verlockender Speisen: Erdbeeren an Weihnachten, deutsche Frühkartoffeln im April, Weintrauben im Mai und Brokkoli das ganze Jahr über. Eigentlich müßten wir alle kerngesund sein. Aktuelle Untersuchungen deuten jedoch darauf hin, daß wir in all dem Überfluß Mangel an Vitalstoffen leiden, weil die Lebensmittel heute weniger Vitamine und Mineralstoffe enthalten, als bislang angenommen. So fanden Lebensmittelchemiker vom lebensnotwendigen Kalzium in Bohnen 38 Prozent, im Brokkoli 68 Prozent und in Kartoffeln sogar 70 Prozent weniger als noch vor 12 Jahren. Der Gehalt an Vitamin C hat sich im gleichen Zeitraum bei Spinat um 58 Prozent, bei Äpfeln sogar um 80 Prozent verringert. Ähnliches zeigt die Untersuchung von Obst und Gemüse auf ihren Gehalt von Magnesium, Vitamin B6 und Folsäure. Dafür enthalten die Früchte oft eine Menge an Pestiziden (Seite 34), die sich negativ auf die Fruchtbarkeit auswirken.

Im körperlichen Gleichgewicht

In den letzten zehn Jahren hat sich die Häufigkeit von krankhafter Fettsucht (Adipositas) in Europa verdoppelt. Inzwischen leidet jede sechste Frau und jeder siebte Mann bei uns an Fettsucht! Wir essen zuviel Fett, zuviel tierisches Eiweiß, zuviel Zucker und zuviel Weißmehl.

Frauen mit starkem Übergewicht leiden häufig unter Zyklusstörungen und haben keinen Eisprung. Man vermutet, daß sich die erhöhten **Insulin**-Werte, die viele übergewichtige Frauen haben, ungünstig auf die Funktion der Eierstöcke auswirken. Nach einer sinnvollen Diät normalisieren sich diese Störungen oft, und es findet auch wieder ein Eisprung statt. Studien haben zudem gezeigt, daß sich die psychische Verfassung von Übergewichtigen nach einer Diät verbessert, was sich wiederum positiv auf den Zyklus auswirkt. Auch starkes Untergewicht zum Beispiel bei Magersucht beeinflußt die Fruchtbarkeit. Der Körper befindet sich im Hungerstoffwechsel und stellt die monatlichen Blutungen ein. Erst wenn die Frauen die Krankheit überwunden haben und wieder an Gewicht zulegen, normalisiert sich ihr Zyklus.

Arzt/Selbsthilfe
Mit Achtsamkeit essen (Seite 66), Orthomolekulare Therapie (Seite 53), Luna-Yoga (Seite 77), Mini-Trampolin (Seite 75), Massagen, vor allem Fußreflexzonen-Massage (Seite 69). Wenn Streß und seelische Probleme die Ursache sind, kann auch eine Psychotherapie angezeigt sein (Seite 57).

Das »richtige« Gewicht
Als Faustregel zur Bestimmung gilt der Body-Mass-Index: das Körpergewicht in Kilogramm geteilt durch die Körperlänge in Metern zum Quadrat. Als Normalgewicht gilt bei Frauen ein Wert zwischen 19 und 24, bei Männern zwischen 20 und 25. Ein Beispiel: eine 1,70 m große Frau, die 65 kg wiegt, hat einen Body-Mass-Index von 22,5 = 65 geteilt durch 2,89 (= 1,70 mal 1,70).

Wenn Hektik den Alltag bestimmt

Die Psyche beeinflußt die Funktion unserer Organe, unser Immunsystem und auch die Hormone (Seite 5). Welchen Einfluß sie nimmt, hängt häufig vom Streß ab. Streß an sich ist nicht unbedingt etwas Schlechtes, man unterscheidet zwischen dem nützlichen »Eu-Streß« und dem schädigenden »Dis-Streß«. Der Eu-Streß ist weder stark, noch dauert er zu lange. Jeder Mensch braucht eine wohldosierte Menge an Belastung und Herausforderung, weil es ihn wach, aufmerksam und leistungsstark erhält. Beim Dis-Streß jedoch werden unser Nerven-, Immun- und Hormonsystem dauerhaft angekurbelt und somit geschädigt. Wenn die Anspannung nicht nachläßt, reagiert das Gehirn ständig und sensibel schon auf leichte Streßreize, obwohl der Körper sich eigentlich im Normalzustand befindet. Dann

Die bekanntesten Stressoren
Im Beruf
• Unsicherer Arbeitsplatz
• Überstunden
• Fehlende Unterstützung
• Fehlende Anerkennung
• Unangenehme Kollegen
• Mobbing
• Mangelnde Herausforderung
Zu Hause
• Hausarbeit, Streit um Aufgabenverteilung
• Nicht genug Zeit für sich selbst oder den Partner
• Sexuelle Probleme
• Geldsorgen
• Probleme mit den Nachbarn
• Probleme mit Familienangehörigen

**Allgemeine Symptome
bei anhaltendem Streß:**

• *Allgemeine Erschöpfung*
• *Starker Leistungsabfall*
• *Zunehmende Nervosität*
• *Magen-Darmerkrankun-
gen (nervöser Magen,
Magengeschwür)*
• *Schlaflosigkeit*

Ein Tagebuch führen
Führen Sie zwei Wochen lang eine Art Tagebuch, ein kleines festes Heft genügt. Tragen
Sie alles ein, was Sie gerade gemacht haben:
mit Freunden telefoniert, mit Kollegen eine
neue Aufgabe besprochen, gekocht. Schreiben Sie auch das hinein, was Ihnen während
des Tages so durch den Kopf geht: ein Streit
oder der nächste Urlaub. Neben die Aktivitäten tragen Sie auf einer »Streß-Skala« von
1 bis 5 Ihr Gefühl ein, das Sie während Ihres
Tuns gehabt haben: 5 bedeutet, Sie wollten
die Wände hochgehen; 1 heißt, Sie fühlten
sich ganz ruhig und entspannt dabei. Am
Ende eines jeden Tages schauen Sie in Ihr
Tagebuch und notieren Sie ehrlich, wie Ihre
Reaktion auf alles das war, was 3 Punkte und
mehr erhielt. So stellen Sie rasch fest, was
Sie besonders belastet.

führen bereits kleinste Reize zu einer überstarken Reaktion, der Körper »explodiert«. Die Hormone – auch
die Sexualhormone – geraten aus dem Gleichgewicht.
Das Gefühl, eine Lebenssituation nicht beeinflussen zu
können, zum Beispiel die Kinderlosigkeit, scheint den
Menschen zusätzlich streßanfälliger zu machen. Streß,
stellten Wissenschaftler erst kürzlich fest, ist vor allem
bei Männern ein Spermienkiller.

Arzt/Selbsthilfe
• Lassen Sie den Streß in Ihrem Alltag nicht über-
handnehmen. Am wirkungsvollsten läßt sich die für
Sie richtige Streßstrategie herausfinden und erlernen,
solange Sie noch nicht »streßkrank« sind. Als erstes
gilt es, die Streßfaktoren (Stressoren, Kasten Seite 41)
herauszufinden, die in Ihrer Lebenssituation eine
Hauptrolle spielen. Versuchen Sie, diese Stressoren zu
reduzieren oder auszuschalten.
Gleichzeitig sollten Sie Wege finden, Ihr Verhalten zu
ändern. Vielleicht können Sie sich auch mal mit einer
weniger perfekten Lösung zufriedengeben, neue
Schwerpunkte im Arbeits-
leben setzen. Sagen Sie sich
vor einer Aufgabe: »Das
schaffe ich schon«, anstatt
»Das geht sicher schief«.
• Lernen Sie Ihren Streß ab-
zubauen. Das geht nicht von
heute auf morgen und auch
nicht ohne Fehl- und Rück-
schläge. Sport und jede Art
von Bewegung, zum Beispiel
Tanzen, eignen sich optimal
gegen Streß, auch Musik
hören, lesen, ein Bad nehmen. Sie können Ihren Streß
auch gezielt mit Entspan-
nungstechniken angehen wie
Yoga (Seite 77), Atemtechnik
(Seite 78), Massage (Seite
68). Oder probieren Sie unsere Tips zur schnellen Entspannung auf Seite 86.

Die Ursachen erforschen

Um Ihnen bei der Vielzahl der möglichen Gründe die Orientierung zu erleichtern, haben wir einen Selbsthilfe-Fragebogen (Seite 89) zusammengestellt, den Sie gemeinsam durchgehen sollten. Der Fragebogen kann Ihnen dabei helfen, herauszufinden, in welchem Bereich unter Umständen die Ursache für Ihren unerfüllten Kinderwunsch zu suchen ist. Wenn Sie in einem Bereich keine Störungen haben, so bedeutet dies jedoch nicht, daß man ihn vernachlässigen und keinerlei diagnostische Untersuchungen machen sollte. Nehmen Sie diesen Fragebogen ruhig zu Ihrem Arzt mit und besprechen Sie das weitere Vorgehen mit ihm.

Fragen an Sie und Ihn

So wird die Diagnose gestellt

Gehen Sie gemeinsam zum Arzt. Erstens verschaffen Sie sich schneller Klarheit, was für Sie persönlich jetzt wichtig ist. Zweitens können Sie sich gegenseitig besser unterstützen. Lassen Sie sich von Ihrem Arzt ausführlich über die Untersuchung und eventuelle Risiken beraten.

Untersuchungen bei der Frau
• Gynäkologische Untersuchung: Der Arzt untersucht die äußeren Geschlechtsorgane, die Scheide und den Muttermund. Er tastet von der Scheide und dem Darm aus die Gebärmutter, die Eierstöcke und das umliegende Gewebe ab. Treten dabei Schmerzen auf, deutet das häufig auf Endometriose, auf Entzündungen oder Verwachsungen hin.
• Ultraschalluntersuchung (Vaginalsonografie): Es wird ein Ultraschallstab in die Scheide eingeführt; so können Myomknoten in der Gebärmutterwand, Veränderungen der Gebärmutterhöhle oder Zysten an den Eierstöcken erkannt werden. Die Untersuchung gibt außerdem Aufschluß über die Beschaffenheit der Gebärmutterschleimhaut, und ob Follikel in den Eierstöcken heranreifen.
• Messung der Basaltemperatur: Messen Sie Ihre Basaltemperatur (Seite 13) immer im Darm, weil dort die

Die wichtigsten Untersuchungen:

• *Basaltemperaturkurve (links unten)*
• *Spermiogramm (Seite 26)*
• *Eileiterdiagnostik (Seite 44)*
• *Verträglichkeitstest (Seite 46)*
• *Hormonuntersuchung (Seite 46)*

Computer zum Messen des Eisprungs?

Die eigentlich zur Verhütung gedachten Meßcomputer (Apotheke) eignen sich nur für Frauen, die wirklich einen regelmäßigen Zyklus haben. Außerdem geben die Geräte die fruchtbare Zeit zu früh an. Wenn Sie dann regelmäßig und häufig Verkehr haben, kann es passieren, daß, wenn dann endlich der Eisprung ist, die Samenqualität Ihres Mannes und Ihr Mann erschöpft sind!

Temperaturunterschiede zwischen der ersten und zweiten Zyklushälfte am deutlichsten sind. Messungen im Mund oder unter dem Arm sind zu ungenau. Leider läßt sich mit Hilfe der Temperaturkurve nicht voraussagen, wann der Eisprung stattfinden wird. Erst wenn die Temperatur drei Tage lang im Niveau um mehr als 0,3 Grad höher ist als vorher, wissen Sie, daß der Eisprung stattgefunden hat. Es stimmt nicht immer, daß der Eisprung am Tag der tiefsten Temperatur ist, er kann auch erst beim Anstieg der Temperaturkurve auftreten. Deshalb ist es für Frauen, die einen Eisprung haben, günstig, gleichzeitig eine Urin-LH-Selbstmessung zu machen.

So stellen Sie selbst Ihre fruchtbaren Tage fest

• Urin-LH-Selbstmessung: Kaufen Sie in der Apotheke einen Urin-LH-Selbsttest. Zunächst messen Sie einen Monat lang Ihre Temperatur ohne diesen Test. Wenn Sie rückwirkend in Ihrer Temperaturkurve feststellen konnten, wann der Eisprung war (14 bis 16 Tage vor der Periode und bevor die Temperatur endgültig richtig ansteigt), beginnen Sie etwa drei Tage vor dem voraussichtlichen Eisprungtermin mit der Urinuntersuchung. Wenn der Teststreifen einen Farbumschlag anzeigt (siehe Packungsbeilage), wird das Hormon LH nachgewiesen, das den Eisprung auslösen soll (Seite 6). Innerhalb von 24 Stunden nach dieser Verfärbung findet der Eisprung statt. Sie sollten nach Möglichkeit drei Tage vor dem Eisprung nicht mit Ihrem Partner geschlafen haben, sondern erst dann, wenn das Teststäbchen sozusagen »grünes Licht« gibt. Steigt die Temperatur erst mehrere Tage nach dem Farbumschlag an, so könnte das auf eine Störung des empfindlichen Gleichgewichts zwischen Hirnanhangsdrüse und Eierstöcken beruhen.

Besprechen Sie die Ergebnisse mit Ihrem Frauenarzt

• Gaspertubation (Eileiter durchblasen): Die Gebärmutter wird mit Kohlendioxyd-Gas gefüllt. Die anschließende Messung des Druckabfalls zeigt an, ob die Eileiter durchlässig sind.

• Hysterosalpingografie: Entweder wird ein Röntgenkontrastmittel in die Gebärmutter gespritzt; bei einer anschließenden Röntgenaufnahme sieht der Arzt, ob Verschlüsse der Eileiter vorliegen. Oder es wird ein zuckerhaltiges Kontrastmittel verwendet, das bei gleichzeitiger Ultraschallmessung die Durchgängigkeit oder Verschlüsse des Eileiters anzeigt.

• Hysteroskopie (Spiegelung der Gebärmutter): Der Arzt führt ein optisches Instrument über die Scheide in die Gebärmutter ein (mit oder ohne Narkose). Am Monitor kann er die Gebärmutterhöhle genau betrachten.

• Chromolaparoskopie (Bauchspiegelung mit Durchspülung der Eileiter): In Vollnarkose wird der Bauchspiegel (das Laparoskop) durch einen winzigen Schnitt im Bauchnabel in den Bauchraum eingeführt. Bei der Bauchspiegelung, heute eine der wichtigsten Methoden, um festzustellen, ob die Eileiter durchlässig sind, sieht der Arzt auch Verwachsungen, Entzündungen, Endometrioseherde. Er kann sofort kleine operative Eingriffe vornehmen, zum Beispiel die Eileiter durchlässig machen, Verwachsungen lösen. Dann werden die Eileiter mit einer Farbstofflösung durchspült. So erkennt der Arzt, wie durchlässig diese Organe sind.

Die Methoden ergänzen sich

Auch wenn bei Ihnen bereits eine Eileiteruntersuchung durchgeführt worden ist, so kann es durchaus sein, daß der Arzt Ihnen, wenn Sie innerhalb eines Jahres nicht schwanger geworden sind, eine weitere Methode vorschlägt. Die verschiedenen Spiegelungen ergänzen einander nämlich: Während der Arzt bei der Hysterosalpingografie das Innere der Gebärmutter und der Eileiter beurteilen kann, sieht er sie bei der Chromolaparoskopie von außen und kann auch Verwachsungen und weitere Bauchorgane beurteilen.

Diagnose und Behandlung

Untersuchungen beim Mann

• Spermiogramm: Da sich die Samenqualität unterm Mikroskop leicht untersuchen läßt, steht ein Spermiogramm (Seite 26) meist am Anfang der Diagnostik.

• Urologische Untersuchung: Der Arzt tastet Penis und Hoden ab und stellt die Hodengröße fest sowie mögliche Krampfadern im Hoden. Danach wird eine Ultraschalluntersuchung gemacht. Ein Abstrich aus der vorderen Harnröhre gibt Aufschluß über eine mögliche Chlamydieninfektion (Seite 29).

• Hodenbiopsie: Unter örtlicher Betäubung entnimmt der Arzt Gewebeproben aus dem Hoden, um festzustellen, ob überhaupt Samen gebildet wird, und ob die Spermienbildung gestört ist. Ein Verschluß der Samenleiter kann ebenfalls erkannt werden.

Untersuchungen bei Mann und Frau

Blutuntersuchungen geben Aufschluß über:

• Hormone
• Antikörper
• Nährstoffmangel
• Schilddrüsenhormone, Schilddrüsenantiköper

• Blutuntersuchung zur Bestimmung der Hormone.
• Blutuntersuchung auf Antikörper (Seite 28).
• Blutuntersuchungen auf Nährstoffmangel: In der Regel werden Zink-, Selen-, Mangan-, Kupfer- und Magnesiumgehalt des Blutes bestimmt.
• Postkoitaltest (Sims-Huhner-Test): Zunächst muß die Frau mit dem Urin-LH-Test ihren Eisprung ermitteln (Seite 44). Drei bis fünf Tage vor dem vermuteten Eisprung sollte sie keinen Geschlechtsverkehr haben. Wenn die Farbe des Teststreifens umschlägt, schläft sie abends mit ihrem Partner und geht am nächsten Morgen zum Frauenarzt. Für ein präzises Ergebnis ist es wichtig, daß nach dem Miteinanderschlafen 8 bis 12 Stunden vergangen sind. Der Arzt entnimmt mit einem Röhrchen Schleim vom Muttermund und untersucht ihn unter dem Mikroskop. Wenn bei starker Vergrößerung (400fach) mehr als sieben gut vorwärts bewegliche Samenfäden im Blickfeld zu sehen sind, ist dies ein Grund zur Freude, denn die Aussichten auf ein Baby sind gut! Sind es weniger, kann das ein Hinweis darauf sein, daß der Samen des Mannes nicht ganz in Ordnung ist. Sind keine Samenfäden zu finden, sollten Sie zunächst mit Ihrem Mann überlegen, ob Sie tatsächlich die Karenzzeit eingehalten haben, ob ein normaler Samenerguß stattgefunden hat oder ob vor Aufregung alles schiefging. Falls im Bett trotz des »Leistungsdrucks« alles wie gewünscht verlaufen ist, wird der Frauenarzt weitere Untersuchungen veranlassen.

Feststellen, ob der Gebärmutterhals für die Spermien durchlässig ist

• Schilddrüsentest: Dabei werden die Schilddrüsenhormone und eventuell Schilddrüsen-Antikörper bestimmt. Frauen mit einer noch nicht deutlich erkennbaren Unterfunktion der Schilddrüse haben bereits Schwierigkeiten schwanger zu werden. Zudem bilden sich bei bestimmten Schadstoffbelastungen, zum Beispiel Quecksilber, bei Mann und Frau gehäuft Schilddrüsen-Antikörper. Diese Antikörper hemmen die Aktivitäten der Schilddrüse und damit auch die Bildung von wichtigen Hormonen.

• Urinuntersuchung auf Schwermetalle: Ihr Arzt wird Ihnen Testtabletten (Chelatbildner DMPS) verschreiben, die Sie auf nüchternen Magen einnehmen. Vor der Einnahme sowie 2 bis 3 Stunden danach müssen Sie eine Urinprobe abgeben. Statt der Tabletten kann der Arzt Ihnen das Mittel auch in die Vene spritzen. Dann müssen Sie vorher sowie nach einer 3/4 Stunde Urin abgeben (als Spritze wirkt das Präparat schneller). Eine Urinsammlung über 24 Stunden ist überflüssig, da dadurch der Urin nur unnötig verdünnt wird. Anhand der durch das Mittel angeregten Schwermetallausscheidung kann der Arzt beurteilen, ob eine weitere Behandlung bei Ihnen erforderlich ist.

Ausschwemmung mit Chelatbildner

• Kaugummitest: Damit kann Ihr Arzt, Zahnarzt oder Heilpraktiker überprüfen, ob eine Quecksilberbelastung mit Amalgamfüllungen zusammenhängt (Seite 37). Der Test weist auch aus, ob neben Quecksilber andere Metalle eine Belastung bedeuten könnten.

Fragen zur Paarbeziehung

Ein länger bestehender unerfüllter Kinderwunsch kann ein Paar in eine tiefe Lebenskrise stürzen. Ist es auf dieses Thema fixiert, führt das häufig zu heftigen emotionalen Reaktionen bei beiden: Das Selbstwertgefühl schwindet, Depressionen können sich einstellen. Die Beziehung leidet. Einerseits hat der Fortschritt in der Behandlung der Fruchtbarkeit vielen Paaren zum ersehnten Baby verholfen, andererseits aber das Leid jener vergrößert, die kein Baby bekamen. »Nur noch ein einziger Versuch« wird dann immer wieder zum »Rettungsanker«, der jedoch eine Auseinandersetzung mit der Kinderlosigkeit erschweren kann.

Die vielen reproduktionsmedizinischen Techniken lassen glauben, daß jede Fruchtbarkeitsstörung erfolgreich zu behandeln sei

Das verursacht großen Streß. Der wiederum verringert die Chance für eine Schwangerschaft (Seite 41). Zudem haben Wissenschaftler in Studien festgestellt, daß vor allem Berufsstreß und Ängstlichkeit auf die Prognose einer Fruchtbarkeits-Behandlung mehr Einfluß haben als biomedizinische Faktoren. Das Gespräch mit einem Psychologen, der mit der Thematik vertraut ist, kann Ihnen deshalb eine große Hilfe sein.

Eine psychologische Beratung kann helfen

Aus diesem Grund wird auch an der Heidelberger Universitäts-Frauenklinik Paaren eine Beratung angeboten. Wichtig dabei ist: Die Not des Paares wird offen angesprochen, es überdenkt seine Situation und entwickelt Initiative. So kann es der alles blockierenden Situation, nur noch Opfer dieser Lebenslage zu sein, entkommen. In der Beratung arbeiten Ärzte und Psychologen eng zusammen.

Einige Kernfragen der Beratung
• *Wie erleben Sie die Kinderlosigkeit? Wenn Ihr Kind so viel Raum und Zeit einnehmen würde wie jetzt Ihr Kinderwunsch: Wie würden Sie sich dann verhalten?*

Wie geht das Paar mit der Kinderlosigkeit um?

Der Psychologe fragt nach dem Leidensdruck und inwieweit der unerfüllte Kinderwunsch das Leben des Paares und seine Zukunftspläne beeinträchtigt. Fühlt die Frau sich stärker belastet, ist sie depressiv? Versucht der Mann, die Krise sachlich zu bewältigen?
• *Warum ist Ihrer Meinung nach Ihr Kinderwunsch bisher unerfüllt geblieben? Was müßte sich in Ihrem Leben ändern, damit ein Kind kommen kann? Könnte es vielleicht einen Sinn haben, daß ein Kind bisher nicht gekommen ist?*

Gemeinsam über den unerfüllten Kinderwunsch nachdenken

Das Paar schätzt hier selbst ein, ob schädigende Umwelteinflüsse, Erkrankungen oder die Lebensweise der Grund sein könnten. Es spricht darüber, inwieweit die Kinderlosigkeit als Schicksal empfunden wird. Solche Überlegungen weisen auf unbewußte Konflikte und mögliche Schuldgefühle der Kinderlosigkeit wegen hin.
• *Was würden Sie in Kauf nehmen für die Erfüllung des Wunsches?*

Manchmal ist es besser, eine Behandlungspause einzulegen

Die Berater möchten wissen, inwieweit das Paar fähig ist, eigenständig und aktiv zu entscheiden, welchen Behandlungsmethoden und wieviel weiteren Versuchen es sich noch unterziehen möchte. Sind die Grenzen der Belastbarkeit schon überschritten? Läßt das Paar aufwendige Behandlungsprozeduren hilflos-passiv über sich ergehen? In dem Fall wäre eine Behandlungspause von mehreren Monaten sinnvoll und andere Dinge sollten in den Mittelpunkt des Interesses rücken.
• *Wie wohl fühlen Sie sich in Ihrem Körper?*

Die Lust am eigenen Körper erhalten

Wie wird der eigene Körper erlebt? Feindlich versagend? Gab oder gibt es Ängste, die sich um Schwangerschaft und Geburt drehen? In solchen Fällen können körperbezogene Therapien und Übungen wie Yoga (Seite 77), Muskelentspannung nach Jacobson, Bioenergetik sehr hilfreich sein (Bücher, Seite 93).

• *Wie zufrieden sind Sie mit Ihrer beruflichen Situation? Wie sehr stehen Sie beruflich unter Streß? Hat sich im Zusammenhang mit dem Kinderwunsch oder der Behandlung im Beruf etwas verändert?*

Berufsziele und Kinderwunsch werden häufig von beiden Partnern eher unbewußt in Beziehung zueinander gesetzt. Vielleicht wünscht sich die Frau, einen unbefriedigenden Beruf aufzugeben. Ein intensives Engagement im Beruf wird in einer Paarbeziehung häufig als Streß erlebt. Soll ein Kind diesen Zustand verändern? Gemeinsam mit dem Paar versuchen die Berater herauszufinden, welche Alternativen es im Umgang mit dem Beruf gibt, auch ohne Kind.

Probleme am Arbeitsplatz?

• *Wie wird Ihr Leben nach einer erfolglosen Behandlung in fünf Jahren aussehen? Mit welchen Perspektiven ohne leibliches Kind haben Sie sich bisher auseinandergesetzt?*

Dabei werden Zukunftsvisionen entwickelt von einem Leben ohne Kind. Möglicherweise schiebt sich dann ein stärkeres berufliches oder soziales Engagement in den Vordergrund. Vielleicht kommt eine Adoption oder ein Pflegekind in Frage. Möglich ist auch eine engere Partnerschaft. Der Berater fragt auch nach Beziehungsschwierigkeiten, die wegen des Kinderwunsches verdrängt worden sind. Werden Vorstellungen von einem Leben ohne Kind gemeinsam entwickelt, kann das Paar den Verlust betrauern und miteinander Abschied nehmen von seiner Wunschvorstellung. Dadurch können neue Lebensperspektiven leichter erkannt und auch ergriffen werden.

In einer starken Partnerschaft lassen sich auch schwierige Probleme gemeinsam meistern.

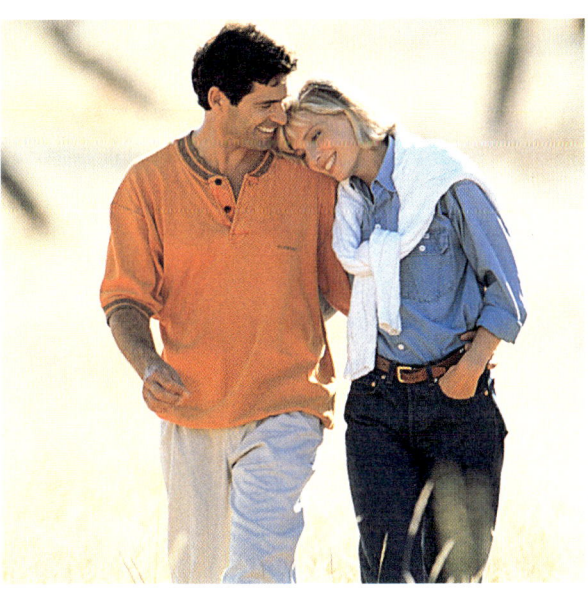

In der Natur-
heilpraxis

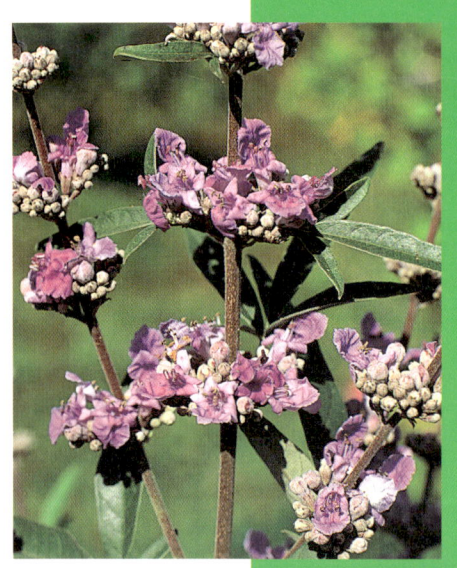

Nicht alle Fruchtbar-
keitsstörungen lassen
sich mit Naturheilverfah-
ren behandeln. Aber
selbst bei schweren Er-
krankungen können sie
helfen, die Nebenwir-
kungen anderer Metho-
den zu reduzieren, das
Allgemeinbefinden zu
verbessern und die
Selbstverantwortung zu
heben. Naturheilkund-
liche Verfahren setzen auf die
Bereitschaft der Patienten zur
Mitarbeit. Sie unterstützen den
Körper dabei, das verlorene
Gleichgewicht wiederzufinden
und das Zusammenspiel der an
der Fortpflanzung beteiligten
Organe zu harmonisieren.

Naturheilkunde und Fortpflanzungs-medizin

Die Vorstellungen vieler Patienten und Ärzte, man müsse nur ein bestimmtes Medikament nehmen, um schwanger zu werden, sind falsch. Denn unser Körper ist viel komplizierter als ein Auto, bei dem nur eine Schraube am Motor festgezogen oder etwas Benzin nachgegossen werden muß, damit es wieder läuft. Viele Frauen fühlen sich den neuen Methoden der Fortpflanzungsmedizin nahezu hilflos ausgeliefert. Sie verstehen nicht, warum sie Hormone für den Eisprung nehmen sollen, wenn der Eisprung doch stattfindet, oder warum eine in-vitro-Fertilisation durchgeführt werden soll, wenn doch von alleine Schwangerschaften eintreten können (auch wenn sie dann in Fehlgeburten enden). Normalerweise haben die Frauen ein feines Gespür dafür, was mit ihrem Körper oder ihrer Seele los ist, woher die unbewußte Abwehr gegen eine Schwangerschaft kommt.

Die Diagnose ist wichtig
Vor jeder Behandlung sollten die Ursachen der Störungen geklärt sein. Es hat keinen Sinn, Naturheilverfahren anzuwenden, wenn aufgrund der Hormonwerte klar ist, daß die Eierstöcke nicht mehr funktionstüchtig sind (»vorzeitiges Klimakterium«) oder wenn beide Eileiter verschlossen sind. Auch konnten wir immer wieder feststellen, daß die naturheilkundlichen Methoden erst dann zum Erfolg führten, wenn Umweltbelastungen erkannt und beseitigt wurden. Liegt es an einer gestörten Samenproduktion, so ist es naturlich sinnvoll, daß der Mann behandelt wird; in diesem Fall ist es unnötig, daß die Frau sich eingreifenden Behandlungen unterzieht. Da jedoch bei 50 Prozent aller Paare sowohl beim Mann als auch bei der Frau eine Störung zu finden ist oder die Ursachen ungeklärt sind, müssen häufig Mann und Frau gleichzeitig und aufeinander abgestimmt behandelt werden.

Das wird der Arzt Sie fragen
Zunächst wird der naturheilkundlich therapierende Arzt mit Ihnen Ihre Ernährung durchsprechen und Sie

Diese Störungen lassen sich durch Naturheil-verfahren behandeln:

- *Unregelmäßige Periode*
- *Blutungsstörungen*
- *Fehlender Eisprung*
- *Endometriose*
- *Gebärmutter zu klein, zu groß*
- *Erschwerte Eileiter-durchgängigkeit*
- *Polyzystische Eierstöcke*
- *Umweltbelastungen*
- *Eingeschränkte Samen-qualität*
- *Idiopathische Sterilität*
- *Schilddrüsenstörungen*

Meist müssen Mann und Frau gleichzeitig behandelt werden

TIP

Bei Darmstörungen sollten Sie weitgehend auf Industriezucker verzichten und Ihre Ernährung durch milchsäurehaltige Produkte anreichern – Sauerkraut, Joghurt mit rechtsdrehender Milchsäure, Kanne Brottrunk.

Vom Darm aus verbreiten sich Hefepilze oft am ganzen Körper: auf Haut und Schleimhäuten und auch in den Geschlechtsorganen.

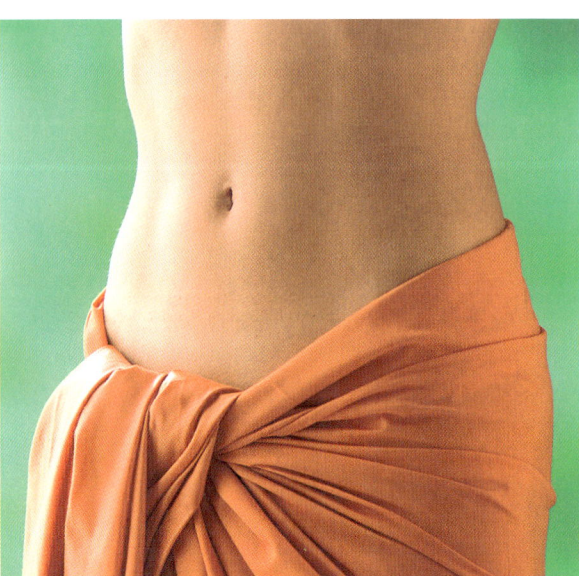

hinweisen auf die Probleme, die der Konsum von Kaffee, Nikotin und Alkohol mit sich bringt (Seite 30). Auch Art und Ausmaß sportlicher Betätigung und Bewegung werden dabei besprochen (Seite 75). Bestehen Hinweise auf eine Belastung mit Umweltgiften am Wohn- oder Arbeitsplatz, so wird er versuchen, gemeinsam mit Ihnen und weiteren Fachleuten die Quelle der Belastung zu finden (Seite 37, 47).

Darmbehandlung

Der Darm ist der wichtigste Teil unseres Immunsystems. Durch falsche Ernährung und medikamentöse Behandlungen (Antibiotika, Kortikoide) hat bei den meisten Menschen die gesunde Darmflora massiv gelitten. Mit Hilfe von Stuhluntersuchungen kann das Mißverhältnis zwischen hilfreichen und krankmachenden Darmbakterien nachgewiesen werden. Häufig nehmen Pilze überhand, woraus nicht nur immer wiederkehrende Scheideninfektionen resultieren können, sondern auch zahlreiche Allgemeinsymptome (etwa Vergeßlichkeit, Schwitzen, Depressionen) und Schwangerschaftskomplikationen. Unter Umständen muß die Zahl der Pilze im Darm zunächst mit Antipilzmitteln reduziert werden; anschließend kann man »gute« Darmbakterien (Saccharomyces, Lactobazillen, bestimmte Coli-Stämme) zur Normalisierung der Darmflora zuführen.

In schweren Fällen mit chronischer Verstopfung oder wiederkehrenden Durchfällen kann der Arzt auch eine Colon-Hydro-Therapie empfehlen. Hierbei handelt es sich um spezielle Darmbäder, bei denen man auch Medikamente geben kann, die den Darm heilen sollen.

Entgiftung

Durch falsche Ernährung, chronische Krankheiten, Verdauungsstörungen, langjährige Einnahme von Medikamenten oder durch Streß verarmt der Körper an Vitaminen und Mineralstoffen, die nötig sind für die Entgiftung von im Körper entstehenden Schlacken und von außen aufgenommenen Schadstoffen. Man kann die Entgiftungsleistung des Körpers verbessern, indem man die fehlenden Vitamine und Mineralstoffe für eine bestimmte Zeit in hohen Konzentrationen zuführt (»Orthomolekulare Medizin«).

Bei einer chronischen Belastung durch Pestizide oder Insektizide (Seite 39) kann man versuchen, diese Gifte im Darm zu binden und damit vermehrt zur Ausscheidung zu bringen. Dafür eignet sich die Einnahme einer Mischung aus Paraffin und Aktivkohle in Kombination mit einer Null- oder speziellen Getreidesuppendiät. Auch mit homöopathischen Mitteln scheint eine Ausleitung von Umweltgiften möglich zu sein, ebenso mit einer Weizengrassaftkur (Bücher, Seite 93).

Orthomolekulare Medizin

Diese Vitamine und Mineralien fördern die Entgiftung:

- *Zink*
- *Selen*
- *Vitamin E*
- *Provitamin A*
- *Alle B-Vitamine*
- *Magnesium*
- *Vitamin C*

Phytotherapie

So wie Sie sich aus Heilpflanzen Tees herstellen können (Seite 83), so kann Ihr Arzt Ihnen Rezepte für Pflanzenmedikamente (Phytotherapeutika) aufschreiben, deren Herstellung sich wie bei chemischen Medikamenten auch nach den strengen Richtlinien eines Arzneimittelbuches richtet. Auf diese Weise enthalten die Pflanzenmedikamente immer eine bestimmte Menge der heilsamen Substanzen.

Bei Zyklusstörungen und Gelbkörperunterfunktion haben sich Medikamente bewährt, die aus Mönchspfeffer (Agnus castus, Seite 86) hergestellt werden. Man konnte zeigen, daß sie bei Hormonstörungen deutlich besser waren als Scheinmedikamente (Placebos), daß sie die Hormonspiegel im Körper der Frau veränderten und praktisch keine Nebenwirkungen hatten. Wenn jedoch innerhalb von 6 Monaten kein Erfolg eingetreten ist, hat es keinen Sinn, diese Behandlung weiterzuführen.

Mönchspfeffer bringt den Hormonhaushalt wieder ins Lot

Heilsame Nadelstiche ins Ohr

Eine besondere Form der Akupunktur ist die Ohrakupunktur. Ein französischer Arzt und nach ihm weitere Forscher konnten zeigen, daß sämtliche inneren und äußeren Organe durch bestimmte Punkte am Ohr behandelt werden können. Auch Zyklusstörungen, zu viele männliche Hormone, Übergewicht und fehlender Eisprung können erfolgreich mit Ohrakupunktur behandelt werden.

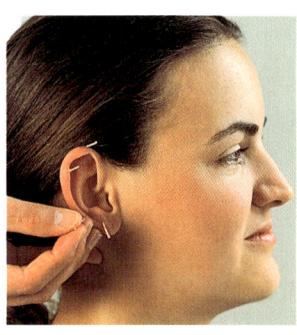

Für eine Ohrakupunktur sollten Sie sich an einen erfahrenen Therapeuten wenden.

Akupunktur

Die Akupunktur ist ein kleiner Teil der seit Jahrtausenden bewährten Traditionellen Chinesischen Medizin. Bei dieser Behandlung sticht man mit Nadeln in Punkte an der Körperoberfläche, die über Leitbahnen, die »Meridiane«, mit allen Organen und Körperteilen in Verbindung stehen. So wie die körperlichen und psychischen Gründe für den unerfüllten Kinderwunsch bei jedem Paar unterschiedlich sind, so muß auch bei der Akupunktur jedes Paar individuell behandelt werden. Die wichtigsten Punkte zur Behandlung bei unerfülltem Kinderwunsch befinden sich auf dem Bauch, dem Rücken und an den Beinen. In der Regel wird über 3 Monate 1- bis 2mal pro Woche mit Akupunktur behandelt. Dann wird eine Pause gemacht, um die Reaktionen des Körpers abzuwarten.

Kinesiologie

Kinesiologie bedeutet Bewegungslehre. Es konnte gezeigt werden, daß bestimmte Muskeln über Reflexzonen inneren Organen zugeordnet sind. Durch Bewegung und Testung verschiedener Muskeln lassen sich Hinweise auf Erkrankungsursachen finden. Durch Übung bestimmter Muskeln lassen sich Immun- und Hormonsystem anregen und Streß abbauen (Bücher, Seite 93).

Neuraltherapie

Bei chronischen Entzündungen

Unter Umständen stellt der Arzt bei Ihnen fest, daß chronische Entzündungen (zum Beispiel der Nasennebenhöhlen, Mandeln oder Zähne) oder Narben (nach Operationen oder Unfällen) den Gesamtorganismus stören. Es ist dann wichtig, diese Herde zu beseitigen, da der Körper sonst nicht in der Lage ist, auf natürliche Heilmethoden richtig anzusprechen. Mit einem lokalen Betäubungsmittel, das der Arzt in die Störzonen spritzt, kann er feststellen, wo der »Sündenbock« sich versteckt hat, und Sie entsprechend behandeln.

Homöopathie

Homöopathische Mittel sollen die Selbstheilungskräfte des Körpers anregen und stärken. Symptome werden in der Homöopathie als Ausdruck eines Ungleichgewichts des Menschen begriffen. Deshalb steht bei der Behandlung der kranke Mensch im Mittelpunkt und nicht das Symptom. Folgerichtig ist bei Diagnose und Behandlung einer Krankheit auch die Persönlichkeit des Patienten wichtig, seine Umwelt, seine Lebensgewohnheiten, seine Ernährung. Weil jeder Mensch auf eine Krankheit auf seine Weise reagiert, brauchen Menschen bei gleicher Krankheit oft verschiedene homöopathische Mittel. Aus diesem Grund gehört diese Methode immer in die Hand eines mit Homöopathie vertrauten Therapeuten.

Häufig verstärken sich die Beschwerden zu Beginn der Behandlung; diese Erstverschlimmerung zeigt nichts anderes, als daß das Mittel anschlägt und den Veränderungsprozeß einleitet. Die Mittel sind ohne Nebenwirkungen und machen nicht abhängig.

Die Methode wurde vor etwa 200 Jahren von dem Arzt Samuel Hahnemann (1755 bis 1843) entwickelt. Heute gibt es rund 6000 Substanzen pflanzlichen, tierischen und mineralischen Ursprungs, die – auf besondere Weise hergestellt – bei der Behandlung eingesetzt werden.

Ähnliches mit Ähnlichem behandeln

Plasmaprint-Aufnahme: Strahlungsfeld der Fingerkuppe eines gesunden Menschen. Bei Krankheit zeigen sich Unregelmäßigkeiten im Strahlungsfeld.

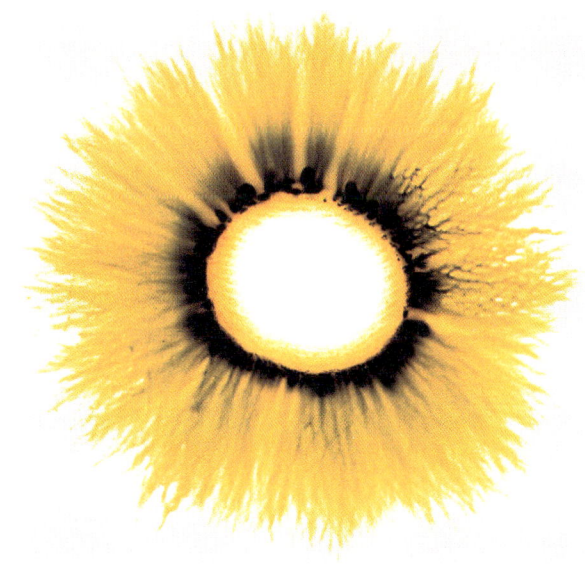

Kleine Dosis, große Wirkung

Wie neueste Studien an der Universitäts-Frauenklinik in Heidelberg belegen, bewähren sich Homöopathika auch bei der Therapie hormoneller Störungen bei Frauen mit Kinderwunsch. Die meisten der behandelten Frauen hatten schon erfolglose Hormontherapien hinter sich, bevor sie sich zu einer homöopathischen Behandlung entschlossen. Trotzdem wurden fast 30 Prozent dieser Frauen schwanger. Bei den meisten Frauen, die nicht schwanger wurden, verbesserte sich zumindest das Allgemeinbefinden; Migräne, Allergien, Menstruationsbeschwerden nahmen ab oder verschwanden; bei zuviel männlichen Hormonen pendelte sich der Hormonspiegel wieder ein.

In der mit Hormonen behandelten Kontrollgruppe war die Erfolgsrate der Frauen ähnlich, sie litten jedoch unter vielen Nebenwirkungen: Hitzewallungen, Sehstörungen, Migräne, Zysten an den Eierstöcken, einige auch unter Medikamentenunverträglichkeit. Überdies stieg die Gefahr von Mehrlingsschwangerschaften. Weitere Nachteile: Hormonbehandlungen erfordern häufige Besuche beim Arzt mit unter Umständen langen Wartezeiten. Grundsätzlich konnte bewiesen werden, daß die ganzheitlichen Methoden bei bestimmten Formen der Unfruchtbarkeit einer Hormontherapie mindestens ebenbürtig waren. Und das ohne Nebenwirkungen!

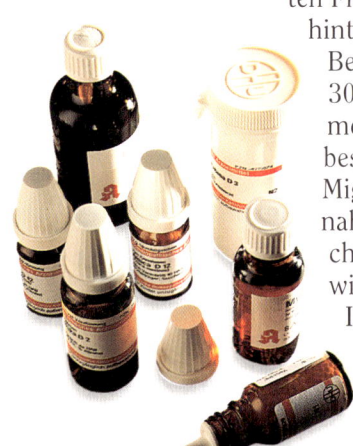

Homöopathika gibt es als Tropfen, Tabletten, Pulver oder Kügelchen (Globuli).

Wann ist eine homöopathische Behandlung sinnvoll?

Die besten Aussichten, mit Hilfe einer homöopathischen Therapie schwanger zu werden, haben junge Frauen unter 32 Jahren, deren Kinderwunsch noch nicht über Jahre besteht, und die unter hormonellen Störungen leiden. Gute Erfolge hat diese Behandlung bei verzögertem oder fehlendem Eisprung, bei Gelbkörperschwäche, wiederholten Fehlgeburten und Endometriose (Seite 22). Sinnvoll ist sie auch, wenn keine erkennbare Ursache der Sterilität gefunden werden kann. Homöopathische Mittel konnten auch erfolgreich bei fehlender Monatsblutung (Amenorrhoe) und bei einer krankhaften Basaltemperaturkurve eingesetzt werden.

Hilfe bei hormonellen Störungen

Etwas ungünstiger waren die Perspektiven bei Spermienfunktionsstörungen des Mannes (wenige, schlechte oder bewegungsunfähige Spermien). Bei Verwachsungen der Eileiter, einem Hypophysentumor sowie einer Unter- oder Überfunktion der Schilddrüse ist diese Behandlung jedoch nicht sinnvoll.

Wenden Sie sich an einen erfahrenen Therapeuten
Trotz einiger Studien mit positiven Ergebnissen ist immer noch nicht bekannt, wie die homöopathischen Mittel genau wirken. Behandelt wird mit Einzel- oder Komplexmitteln (zum Beispiel Sepia oder Hormeel®). Es gibt jedoch kein einheitliches Schema und kein typisches Sterilitätsmittel, das vielen Frauen gleichermaßen helfen könnte. Deshalb muß die Behandlung stets individuell nach eingehender Befragung durch den Arzt erfolgen.

Psychotherapie

Unerfüllter Kinderwunsch kann eine erhebliche Belastung für die Partnerschaft darstellen. In eigenen Untersuchungen konnten wir immer wieder zeigen, daß die psychischen Belastungen in ähnlicher Weise sowohl bei Frauen mit organisch faßbarer Sterilitätsursache als auch bei Frauen mit idiopathischer Sterilität (Seite 15) bestehen. Wenn Ihr Arzt es deshalb für sinnvoll hält, Sie von einem Psychologen mitbetreuen zu lassen, dann bedeutet es nicht, daß er glaubt, nur aus psychischen Gründen könnten Sie nicht schwanger werden! Durch Gespräche mit dem Psychologen können die Partner vielmehr klären, wie sie sich gegenseitig bei der Verarbeitung des großen psychischen Drucks helfen können, wie sich die Lebensumstände verändern lassen, wie sie es schaffen können, sich nicht von Belastungen und Streß unterkriegen zu lassen. Auch kann erkannt werden, welche frühen Verletzungen in Kindheit und Jugend zum unerfüllten Kinderwunsch beitragen. In der Regel ist eine jahrelange Psychoanalyse bei unerfülltem Kinderwunsch nur in Ausnahmefällen angebracht, effektiver sind Paarberatungen und Gesprächstherapien.

Bei diesen Störungen helfen Homöopathika:

• *Verzögerter oder fehlender Eisprung*
• *Gelbkörperschwäche*
• *Wiederholte Fehlgeburten*
• *Endometriose*
• *Idiopathische Sterilität*
• *Fehlende, unregelmäßige oder zu starke Monatsblutung*
• *Krankhafte Basaltemperaturkurve*
• *Zwischenblutungen*
• *Prämenstruelles Syndrom*
• *Spermienfunktionsstörungen*

Zusammenarbeit von Ärzten und Psychologen

Das können
Sie selbst tun

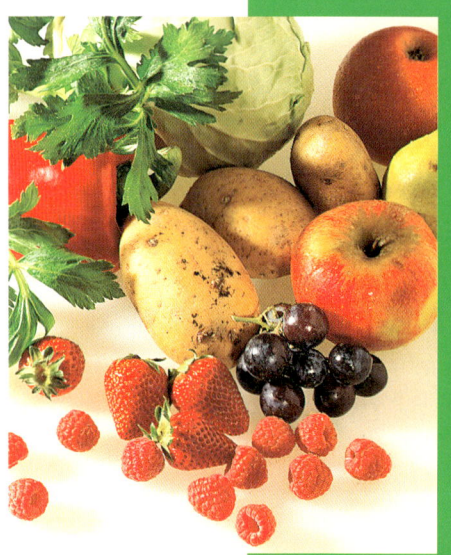

In diesem Kapitel stellen wir Ihnen ganzheitliche Heilmethoden vor, die sich wohltuend auf Körper und Seele und positiv vor allem auf die Fruchtbarkeit auswirken. Wählen Sie aus, was wir für Ihr spezielles Problem besonders empfohlen haben, und von dem Sie glauben, daß es Ihnen guttut und Spaß macht. Beachten Sie bitte auch, daß notwendige Veränderungen in Ihrer Lebenweise nicht zu mehr Streß führen. Werden Sie – gemeinsam – aktiv, übernehmen Sie Verantwortung für sich, und vertrauen Sie auf Ihre wunderbaren eigenen Heilkräfte.

Gesundes Wohnen

Gesund leben – wer will das nicht. Also kaufen wir Bio-Gemüse auf dem Markt und machen uns Gedanken über das Ozonloch. Dabei vergessen wir häufig das »Klima« in unseren eigenen vier Wänden. Leider ist die Luft in den Innenräumen – ausgenommen an Tagen mit hoher Ozonbelastung – oft viel stärker belastet als die Luft draußen. Informationen und Adressen zum gesunden Wohnen finden Sie auf Seite 93.

Lüften Sie Ihre Wohnung ausreichend
Besonders gut schließende Fenster mit Isolierverglasung sind sicher praktisch, verhindern aber eine regelmäßige Zufuhr von Frischluft. Das führt nicht selten zu Schimmel in der Wohnung.
Für das Lüften gilt: Je geringer der Unterschied zwischen Raum- und Außentemperatur, desto länger und häufiger muß gelüftet werden. Sobald die Außentemperatur auf über 5 °C klettert, sollten die Fenster stündlich 5 Minuten geöffnet werden. Achten Sie vor allem in Küche und Bad auf gutes Durchlüften, damit Koch- und Wasserdampf rasch entweichen und sich durch die Feuchtigkeit kein Schimmel bildet.

Verzichten Sie auf überflüssige Reinigungsmittel
Viele Reinigungsmittel greifen Haut und Atmungsorgane an. Ein vollständig abbaubarer Allzweckreiniger ohne Konservierungsstoff genügt für alle Putzarbeiten. Als Fleckenkiller eignen sich Gall- und Kernseife mit viel Wasser, Alkohol und purer Essig (Obstflecken). Teppiche können Sie statt mit gesundheitsschädigendem Schaum oder Pulver mit einem Heißwasserdampfgerät reinigen. Backofenreiniger enthalten meist starke Lau-

T I P

Das Schlafzimmer sollten Sie nicht nur vor dem Schlafengehen, sondern auch nach dem Aufstehen gut lüften, denn in der Nacht schwitzt jeder Mensch etwa 1/4 l Wasser aus.

Verbannen Sie Wohngifte aus Ihrer Wohnung und lassen Sie Licht und Grün herein!

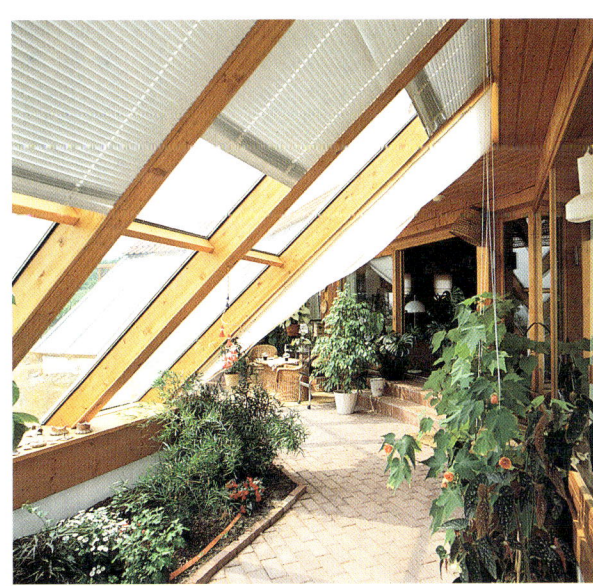

T I P

Die Raumluft können Sie auch mit Grünpflanzen wie Ficus verbessern. Sie filtern Schwefel und Kohlendioxid und geben Sauerstoff ab, Grünlilie, Clivia und Amaryllis können zusätzlich Formaldehyd und Benzol filtern.

gen und Lösungsmittel, die Augen, Schleimhäute und Haut reizen können. Zwar mühsamer, aber umweltfreundlicher und besser für Ihre Gesundheit ist es, wenn Sie die Backröhre ganz altmodisch mit Bürste und Seifenlauge oder Scheuerpulver säubern.

Verwenden Sie keine Raum- und Insektensprays
Neben den Duft- beziehungsweise Giftstoffen enthalten die Sprays oft Lösungsmittel und Ammonium. Bei Ungeziefer an Pflanzen bereiten Sie eine Seifenlauge, mit der Sie die befallenen Blätter vorsichtig abwaschen. Gegen Motten hilft der Geruch von Zedernholz und Lavendel (Drogerien, Reformhäuser) und ungefährliche Klebestreifen mit Sexual-Lockstoffen. Fliegen scheuen blaue Farbe, streichen Sie also Ihre Vorratskammer in leuchtendem Blau. Gegen Kakerlaken können Sie Zucker und Backpulver ausstreuen.

Möbel und Matratzen
Achten Sie bei Anschaffungen darauf, daß es Möbel aus unbehandelten, heimischen Massivhölzern sind wie Eiche, Ahorn oder Buche. In Innenräumen brauchen Sie keinen Holzschutz! Falls Sie in Ihrer Wohnung Holzverschalungen haben, lassen Sie nachprüfen, ob sie Schadstoffe ausdünsten (Adressen, Seite 93). Schlimmstenfalls müssen Sie die Hölzer entfernen oder die Wohnung wechseln.

Seien Sie sparsam mit Waschmitteln
Waschmittelrückstände finden sich an den Stoffasern und können sowohl die Haut reizen als auch über die Haut aufgenommen werden. Die künstlichen Duftstoffe (zum Beispiel Nitromoschus und polyzyklische Moschusverbindungen) werden auch vom Körper aufgenommen, sind im Blut in zum Teil recht hohen Konzentrationen nachweisbar und können eine hormonähnliche Wirkung entfalten. Nutzen Sie die Baukastensysteme zum Waschen.
Verzichten Sie auf Kleidung, die ständig gereinigt werden muß. Auch die Lösemittel, die in Reinigungen verwendet werden, bleiben an der Kleidung haften und werden vom Körper aufgenommen. Sie wirken unter Umständen wie Umweltgifte.

Die Klebstoffe der Möbel sollten ohne Lösungsmittel und formaldehydfrei sein. Achten Sie auch auf natürliche Füllungen und Bezüge. Leder ist oft mit verschiedenen Imprägnier- und Farbstoffen behandelt. Bei Kücheneinrichtungen sind Arbeitsplatten aus Stein (Granit, Schiefer) sinnvoll. Lesen Sie genau das Herstelleretikett.

Formaldehydfreie Möbel haben das Zeichen RAL-ZU 38 oder E1 (weniger als 0,1 ppm, parts per million). Beim Matratzenkauf unbedingt auf das Zeichen »schadstoffgeprüft« achten. Am besten sind Naturlatex, Kokos oder Wolle, soweit sie nicht auch behandelt sind.

Nur unbehandelte Hölzer sind ohne Schadstoffe

Bekleidung

Das Zeichen »Green Cotton« bedeutet, daß die Rohstoffe und die Kleidung nicht mit Pestiziden behandelt wurden. Bei in Deutschland hergestellten Waren sind die Richtlinien strenger als bei Waren, die aus dem Ausland kommen. Vorsicht vor Billig-Importen aus Asien und Afrika. Tragen Sie direkt auf der Haut nur weiße Wäsche. Rot, Schwarz und Grün sieht toll aus, aber die Färbemittel gelangen über die Haut in den Körper und können stark allergieauslösend und gesundheitsgefährdend sein. Waschen Sie neue Teile vor dem ersten Tragen.

Farbstoffe können Allergien auslösen

Bodenbeläge

Statt Teppichböden, die Allergien auslösen können, kaufen Sie Teppiche mit Juterücken, die nicht gegen Mottenfraß behandelt wurden. Vorsicht bei Wollteppichen mit dem Zeichen »eulanisiert«, denn das heißt, der Teppich ist mit schädlichen Pyrethroiden behandelt. Verzichten Sie beim Verlegen auf lösungsmittelhaltige Klebstoffe, besser ist doppelseitiges Klebeband. Als umweltfreundliche Alternative bieten sich an: Linoleum (lassen Sie sich vom Händler schriftlich bestätigen, daß Sie Linoleum und nicht den giftigen PVC-Boden kaufen), atmungsaktive Fliesen aus Terracotta (sie sollten im lösungsfreien Mörtelbett und nicht mit Spezialkleber verlegt werden) und Holzböden (nur mit Ölen und Naturwachsen imprägniert). Vorsicht: Fertigparkett kann Formaldehyd enthalten.

Reduzieren Sie den Elektrosmog in Ihrer Wohnung

Halten Sie Ihr Schlafzimmer möglichst frei von Elektrogeräten und Elektrokabeln. Schließlich bringen Sie hier einen Großteil Ihres Lebens zu und sind Strahlungen wehrlos ausgeliefert. Der Radiowecker sollte mindestens 3 m vom Bett entfernt stehen – am besten verzichten Sie darauf. Lassen Sie einen Unterbrecher-

T I P

Wägen Sie gut ab, ob Sie ein weiteres Elektrogerät wirklich brauchen. Haushaltsgeräte, aber auch Computer und Fernseher enthalten unter anderem Flammenhemmer, die giftige Gase ausdünsten und bei Feuer Dioxine entstehen lassen.

Möglichst wenig Geräte im Schlafzimmer

kontakt in die Sicherung des Schlafzimmers einbauen, damit bei ausgeschalteten Lampen keine elektrische Spannung auf den Leitungen liegt. Verzichten Sie auch auf elektrische Heizdecken, elektrisch verstellbare Betten, den Fernseher und Anrufbeantworter im Schlafzimmer (Bücher und Adressen, Seite 93).

Bevorzugen Sie natürliche Kosmetik

Körperpflegeprodukte enthalten in der Regel Konservierungs- und Duftstoffe, die Allergien auslösen können. Die synthetischen Duftstoffe aus der Reihe der Moschusverbindungen werden vom Körper aufgenommen, sind in hohen Konzentrationen nachweisbar und haben eine hormonähnliche Wirkung. Eigene Untersuchungen legen den Verdacht nahe, daß Frauen mit hohen Konzentrationen dieser Moschusverbindungen im Blut vermehrt zu Fehlgeburten und dem prämenstruellen Syndrom neigen.

Die Fruchtbarkeits-Diät

Bei einem abwechslungsreichen Speisezettel kann der Körper die Vitalstoffe gut verwerten.

Obwohl mittlerweile bekannt ist, wie stark Gesundheit und Krankheit von einer ausgewogenen Ernährung abhängen, fällt es vielen Menschen nicht leicht, diese Erkenntnis im Alltag umzusetzen. Die Folge: Nicht nur die typischen »Zivilisationskrankheiten«, die mit Herz, Kreislauf, Übergewicht, allergischen Reaktionen, Magen und Darm zusammenhängen, sondern auch Probleme mit der Fruchtbarkeit werden immer häufiger.

Wir geben Ihnen Empfehlungen für eine vitalisierende und gesunde Ernährung, bei der überflüssige Pfunde nahezu nebenbei schmelzen. Lassen Sie sich von unseren Vorschlägen anregen. Wenn Sie mehr darüber wissen wollen, können Sie in den von uns empfohlenen Büchern schmökern (Seite 93). Sie können sich auch von einer Ernährungsberaterin,

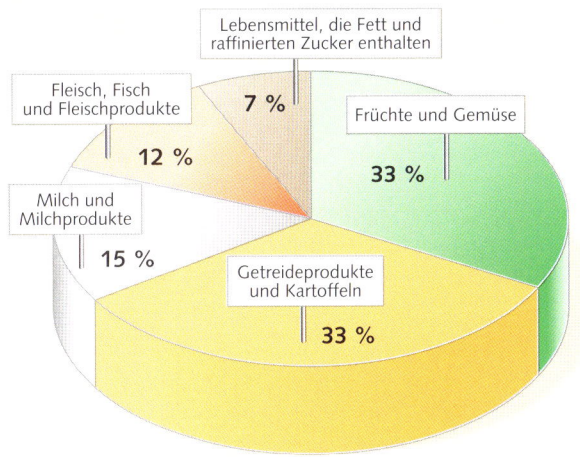

Lebensmittel, die Fett und
raffinierten Zucker enthalten

Fleisch, Fisch
und Fleischprodukte

7 %

Früchte und Gemüse

12 %

33 %

Milch und
Milchprodukte

15 %

Getreideprodukte
und Kartoffeln

33 %

**Genußvolles, gesundes
Essen – die optimale
Zusammensetzung.**

die Erfahrung hat in der flankierenden Behandlung von Fruchtbarkeitsstörungen, Ihre individuelle Ernährung zusammenstellen lassen. Auch in Frauengesundheitszentren finden Frauen hervorragende Unterstützung (Adressen, Seite 93).

Wichtig ist vor allem, daß Sie sich durch zu strenge Verbote nicht selbst die Lust am Essen verleiden. Denn sonst verfallen Sie schon nach kurzer Zeit wieder in Ihre alten Gewohnheiten. Klappt die Umstellung bei Ihnen nicht sofort, sollten Sie kein schlechtes Gewissen haben, sondern es immer wieder unverdrossen von neuem probieren. Nur unbeschwerter Genuß bessert auf Dauer das Wohlbefinden und die Fruchtbarkeit.

Power-Ernährung

• Obst, Gemüse, Salate, Getreideprodukte (vollwertig) und Kartoffeln bilden die Basis Ihrer Ernährung, sie machen fast 70 Prozent aus (Grafik). Der größte Teil Ihrer Nahrung ist demnach pflanzlich. Das meiste davon sollten Sie roh verzehren. Neueste wissenschaftliche Forschungen beweisen, daß rohes Gemüse

Leib und Seele zusammenhalten ...
Frauen, die sehr viel Obst und Gemüse essen, fühlen sich geistig und seelisch wesentlich wohler als Frauen, die Fleisch, Fisch oder Geflügel bevorzugen. Zu diesem Ergebnis kamen Wissenschaftler am University College im britischen Swansea. Die Studie zeigte auch, daß Frauen, die viel Früchte, Gemüse und Salate essen, auffallend weniger zu Depressionen und Angstzuständen neigen.

T I P

Lecker schmeckt rohes Gemüse mit einer Soße zum Dippen: Schneiden Sie Fenchel, Karotten, Gurken, rote Paprika in Stifte. Richten Sie das Gemüse auf einem Teller an. Als Dressing mischen Sie Joghurt mit wenig Pfeffer, Salz und kleingehackten Kräutern der Saison.

und rohes Obst wichtige Stoffe enthalten, die unsere Zellen reparieren und schützen. Zudem bleiben Vitamine und Enzyme – für den Stoffwechsel unentbehrliche Eiweiße, die auch das frühzeitige Altern verhindern – in unerhitzten Nahrungsmitteln erhalten. Versuchen Sie wenigstens 3 Portionen Gemüse und 2 Portionen Obst täglich zu verzehren (1 Portion = etwa 120 Gramm).

• Probieren Sie auch Sprossen, die Sie in gut sortierten Gemüseläden kaufen oder auf der Fensterbank selbst ziehen können. Sprossen enthalten ein Vielfaches mehr an Vitaminen und Mineralstoffen als ungekeimte Getreidekörner, Hülsenfrüchte und Samen.

• Fleisch und Wurst ist keine tägliche Nahrung. Faustregel: einmal pro Woche.

• Achten Sie bei Fetten vor allem auf die versteckten, etwa in Wurst, Käse und Milch. Belegen Sie Ihre Brote mit Schnittlauch, Radieschen, Kresse oder anderen Kräutern – eine kleine Köstlichkeit. Tauschen Sie tierische Fette öfter gegen Pflanzenöle aus, die lebensnotwendige ungesättigte Fettsäuren enthalten.

• Je mehr Ihrer Lebensmittel nicht industriell verarbeitet wurde, desto besser. Essen Sie einfach, aber qualitativ hochwertig. Suchen Sie Biobauern in Ihrem Umland auf, bei denen Sie Gemüse und Kartoffeln direkt vom Hof kaufen können.

• Verwenden Sie nicht mehr Zucker als Salz. Verzichten Sie weitgehend auf zuckerhaltige Produkte; es sind Vitaminräuber. Zudem übersäuert Zucker Ihren Körper (fördert Cellulite).

• Sauermilchprodukte sind für den Körper leichter verdaulich und gesünder als Vollmilch. Auch milchsaures Gemüse wie Sauerkraut ist gut bekömmlich.

Wichtig:
ausreichend trinken

• Wasser oder Kräutertees (auch grüner Tee in Maßen) sind ideale Getränke. Vor allem Frauen trinken viel zu wenig. Kontrollieren Sie doch mal, ob Sie es auf etwa 2,5 Liter pro Tag bringen – das brauchen Sie nämlich.

• Trinken Sie keinen Kaffee und nicht mehr als 2 Tassen schwarzen Tee täglich.

• Genießen Sie Alkohol nur in kleinen Mengen, nicht mehr als 1 bis 2 Gläser Wein in der Woche.

• Bevorzugen Sie die Mittelmeer-Küche, wenn Sie im Restaurant essen. Italienische und griechische Lokale

Für die Fruchtbarkeit wichtige Vitamine und Mineralstoffe

Vitalstoff	Gute Quellen	Funktion
Vitamin A (Beta-Carotin)	grünes und gelbes Gemüse, Aal, Milch, Butter, Käse	wichtig für Spermienproduktion, Embryo-Entwicklung, Wachstum, Knochenaufbau, Immunabwehr, Zellschutz, Entgiftung
Vitamin B6	Kartoffeln, Hülsenfrüchte, Avocado, Banane, Bohnen, Grünkohl, Möhren, Lachs, Makrele, Sardine, Fleisch	wichtig für Gehirn, Nervensystem, Entgiftung, bei Mangel Störungen der Hormone LH und FSH
Vitamin B12	Milch, Milchprodukte, Eier, Sauerkraut, Fleisch, Fisch	wichtig für Nervensystem, Blutbildung, Wachstum, Zellaufbau, Entgiftung
Vitamin C	grünes Gemüse, alle Kohl-arten, Tomaten, Kartoffeln, Obst, Zitrusfrüchte	wichtig für Immunabwehr, Blutbildung, Knochenaufbau, senkt das Risiko einer Fehlgeburt, verbessert die Samenqualität
Vitamin E	dunkle Brotsorten, Kopfsalat, Haferflocken, kaltgepreßte Pflanzenkeimöle	wichtig für Zellschutz, Nervensystem, Ent-giftung, Fruchtbarkeit, wirkt ausgleichend auf Hormonspiegel, senkt überhöhten Östrogenspiegel, verringert Verwachsungen
Folsäure (gehört zur Gruppe der B-Vitamine)	grünes Gemüse, Kohl, Hülsenfrüchte, Vollkorn-produkte, Kartoffeln	wichtig für Blutbildung, Zellwachstum, verhindert Mißbildungen des Ungeborenen, Fehl- und Frühgeburt
Jod	Seefisch, Krustentiere, Pilze, Feldsalat, Spinat, Brokkoli, Pilze, Käse, Jodsalz	wichtig für Schilddrüse, Eireifung, Entwick-lung des Ungeborenen
Kalzium	Milch, Milchprodukte, Käse, Getreide, Sojabohnen, Nüsse, Mohn, Sesam, Zuckererbsen	wichtig für Knochenaufbau, Nervensystem
Magnesium	Getreide, Nüsse, Samen, Hülsenfrüchte, Sojabohnen, Gemüse, Obst, Krustentiere	wichtig für Knochenaufbau, Nervensystem, Entgiftung, wirkt krampflösend
Selen	Sojabohnen, Getreide, Weizengrassaft, Fisch, Fleisch	wichtig für Entgiftung, verbessert die Fruchtbarkeit, wichtig für Immunabwehr
Zink	Käse, Getreide, Hülsen-früchte, Milch, Milch-produkte, Mohn, Sesam, Fisch, Krustentiere	wichtig für Genstoffwechsel, Immunsystem, Entwicklung des Ungeborenen, Entgiftung, verbessert die Fruchtbarkeit

bieten eine reichhaltige Auswahl an leckeren Salaten und gedünsteten Gemüsen.

• Vegetarierinnen haben häufig einen Mangel an Zink, Eisen und Vitamin B12, wodurch das Risiko von Fehlgeburten steigt. Essen Sie deshalb ausreichend Hülsenfrüchte.

T I P

Teilen Sie Ihr Essen in kleine Portionen auf: Schneiden Sie einen Apfel in Schnitze, eine Banane in Scheiben, kauen und genießen Sie jedes einzelne Stück bewußt.

Mit Achtsamkeit essen

• Nehmen Sie sich Zeit zum Essen (auch fürs Frühstück) und schmecken Sie bewußt jeden Bissen. Im Vorbeigehen einen Happen hinunterschlingen, läßt Gaumen und Seele unbefriedigt.

• Essen Sie nur, wenn Sie hungrig sind, und nicht weil gerade Essenszeit ist. Lassen Sie zwischen den Mahlzeiten ausreichend Pausen (3 bis 5 Stunden).

• Essen Sie zwischendurch weder Schokoriegel noch andere kleine Pausensnacks.

• Beobachten Sie, welche Wirkung das Essen auf Sie hat. Wann essen Sie und warum? Essen Sie weiter, auch wenn Sie schon satt sind, nur weil es so gut schmeckt? Wenn das auf Sie zutrifft, stellen Sie kurzzeitig Ihren Teller zur Seite. Achten Sie auf Ihre Gefühle, ohne sie zu bewerten! Schuldgefühle und ein schlechtes Gewissen sind nur hinderlich.

Ernährungstips bei Endometriose und Myomen

• Die üblichen Milchprodukte stimulieren die Schleimbildung, und die Gebärmutterschleimhaut kann nur schlecht abgestoßen werden. Bevorzugen Sie deshalb milchsaure Produkte (Joghurt, Buttermilch). Meiden Sie, soweit es Ihnen möglich ist, andere tierische Produkte. Ausnahme: einmal im Monat ein Ei und Fisch.

• Eine hohe Umwandlungsrate von Östradiol – an der die Leber großen Anteil hat – schützt Frauen, da sich die Endometriose-Herde weniger stark weiterentwickeln und sich die unangenehmen Begleiterscheinungen verringern. Dazu braucht die Leber unter anderem viel Vitamin B2 und B6. Frauen mit Endometriose sollten ihren Bedarf jedoch nicht mit Fleisch und Innereien decken, sondern vor allem mit grünem Gemüse, Hülsenfrüchten (auch als Sprossen) und gegebenenfalls mit Vitaminpräparaten (fragen Sie dazu Ihren Arzt). Zucker, weißes Brot, Alkohol und Koffein

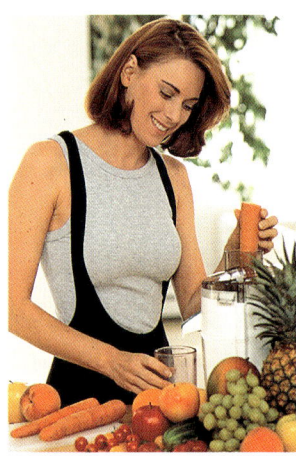

Lecker und gesund: frisch gepreßte Obst- und Gemüsesäfte.

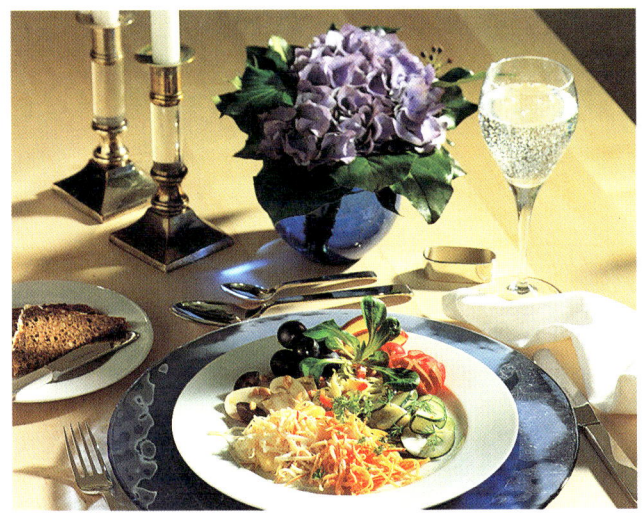

Das Auge ißt mit – an
einem hübsch gedeckten
Tisch läßt sich mit Genuß
essen.

sind große Vitamin-B-Räuber, ebenso Streß. Ernähren
Sie sich mit Vollwertprodukten. Verzichten Sie aber auf
Weizen und Zitrusfrüchte, diese Nahrungsmittel
steigern den Östrogenspiegel. Besser: Dinkel, Roggen,
Äpfel und Obst der Saison.
• Vitamin E wirkt ausgleichend auf den Hormonspie-
gel, es ist ein natürlicher Gegenspieler von Östrogen,
wenn zuviel davon im Körper vorhanden ist. Es hält
vernarbtes Gewebe weich und beweglich und kann helfen, Verwachsungen zu verringern.
• Hat sich Endometriose
durch Streß und schlechte
Ernährung verschlimmert,
hilft Vitamin C, das Sauerstoff
im Körper anreichert und vor
weiterer Zerstörung schützt.
Bei Endometriose hilft auch
eine Kur mit Weizengrassaft
(Bücher, Seite 93).
• Hilfreich kann das Selenium
ACE sein (Apotheke) – eine
Kombination des Spurenele-
ments Selen mit Vitamin A, C, und E. Sehr gute Erfolge bei der Linderung von Beschwerden haben Frauen
erzielt durch die Einnahme von Bromelain-Pos®, einem Enzym der Ananas.

Wie Sie Krämpfe verhindern können
Eine entscheidende Rolle spielen Vitamine
der B-Gruppe. Kalzium und Magnesium
können Menstruationskrämpfe ebenfalls
abschwächen. Wichtig sind ungesättigte
Fettsäuren, zum Beispiel Nachtkerzenöl oder
Borretschsamenöl, woraus der Körper
krampflösende Stoffe produziert.

Massagen, die unter die Haut gehen

Unsere Hände sind sensible Tastorgane, die wir allerdings viel zu selten nutzen. Mit ihnen haben wir ein unschätzbares Werkzeug, das uns auch hilft, einander etwas Gutes zu tun.

Berührungen lösen vielfältige Reaktionen aus

Selbst die flüchtigste Berührung wird dem Gehirn sofort über Millionen von Nervenenden gemeldet, und der Körper reagiert: Der gesamte Hormonhaushalt wird beeinflußt, Streßhormone werden abgebaut, Herz und Kreislauf angeregt, Muskeln und Gewebe gestärkt, und die Sehnen werden elastischer.

Berührungen stimulieren sogar den Stoffwechsel: Der Körper scheidet mehr Giftstoffe aus, Nähr- und Sauerstoff machen unsere Zellen wieder quicklebendig. Wer die Haut berührt, streichelt auch die Seele. Deshalb bringen Massagen Entspannung und Belebung, Wohlgefühl und Sinnlichkeit.

Partner-Massage – so wird's gemacht

Entdecken Sie das Einmaleins der sanften Hände

Eine Massage mit duftendem Öl baut auf und regt die Sinne an (Seite 80). Bevor Sie mit dem Massieren beginnen, schaffen Sie sich eine behagliche, entspannte und ungestörte Atmosphäre mit Blumen, Duftschalen, sanfter Musik. Den Raum vorher gut lüften, eine Zimmertemperatur von 24 °C ist ideal.

Machen Sie es sich zu zweit bequem. Das kann auf dem Bett sein oder auf einer dicken Decke am Boden. Legen Sie sich angewärmte Handtücher bereit, um den Partner zuzudecken, damit Körperzonen, die Sie gerade nicht massieren, nicht auskühlen.

• Gleichgültig, wo Sie mit der Massage beginnen, beziehen Sie nach und nach die benachbarten Körperregionen ein. Tasten Sie sich

Akupressur – heilen durch Fingerdruck

Die Akupressur kommt wie die Akupunktur (Seite 54) aus China. Dort wird sie schon seit über 5000 Jahren erfolgreich praktiziert. Akupressur kann zwar hormonelle Störungen nicht heilen, noch verklebte oder verwachsene Eileiter durchgängig machen. Als unterstützende Methode aber hat sie sich bewährt bei idiopathischer Sterilität und bei psychischen Ursachen. Durch Druck und Reiben bestimmter Punkte kann sich der Hormonspiegel wieder einspielen, zum Beispiel auch nach sehr langer Einnahme der Antibaby-Pille. Nach Anleitung durch einen Therapeuten können Sie die Druckpunktmassage auch selbst anwenden.

langsam vorwärts. Üben Sie nicht zuviel Druck aus. Massieren Sie immer neben der Wirbelsäule, nicht direkt auf ihr. Nach großer Anspannung und Streß ist es besser, mit den Füßen anzufangen. Das wirkt sanfter und trotzdem intensiv.

• Versuchen Sie nicht zu viele Massagetechniken auf einmal. Das verbreitet nur Hektik und führt zu Reiz-überflutung. Beginnen Sie mit sanftem Streichen und Kneten. Spielen Sie manchmal mit den Fingerspitzen. Trommeln Sie zum Beispiel wie tausend zarte Regentropfen sanft auf den Körper Ihres Partners oder Ihrer Partnerin.

Beginnen Sie mit einfachen Duftöl-Massagen

• Streichen Sie immer wieder mal zwischendurch mit den Handflächen den Körper nach außen hin ab, um überschüssige Energie auszuleiten.

• Entfernen Sie nach der Massage das Öl mit einem Handtuch vom Körper. Rubbeln tut dabei gut.

• Haben Sie eine Massage bekommen, trinken Sie viel Wasser oder Kräutertee, denn Sie haben Ihren Stoffwechsel heftig auf Touren gebracht, so daß er jede Menge Schlackengifte ausleiten muß.

Fußreflexzonen-Massage

Die Chinesen wissen seit über 3000 Jahren, daß die Füße Spiegelbild des Körpers sind. Der amerikanische Arzt Dr. William Fitzgerald hat daraus die Fußreflexzonentherapie entwickelt. Sie basiert darauf, daß der ganze Organismus eines Menschen in seinem Fuß abgebildet ist; die linke Hälfte im linken Fuß, die rechte im rechten Fuß. Wenn Sie die Reflexzonen am Fuß berühren, leiten Nervenbahnen den Impuls zum entsprechenden Körperorgan und regen es an.

Füße – Atlas unserer Organe

Die Zehen stehen für den Kopfbereich, die Mitte des Fußes steht mit dem Oberkörper, die Fußinnenseite mit dem Rücken in Verbindung. Fersen und Fußknöchel leiten Berührungen in den Beckenraum zu Prostata und Hoden oder Gebärmutter, Eileiter und Eierstöcken, und zu den Beinen.

So wird's gemacht

Eine gezielte Fußreflexzonen-Massage sollte nur ein Therapeut vornehmen. Zur allgemeinen Anregung der Fußreflexzonen können Sie aber eine Selbst- oder Part-

Auch zur Selbstbehandlung

T I P

Ein leicht nach oben gebogener Großer Zeh deutet auf starke geistige und seelische Anspannung. Nehmen Sie den Fuß in beide Hände und kneten Sie den Großen Zeh gut durch. Dehnen Sie ihn auch immer wieder nach unten. Die Wirkung ist verblüffend: Der Kopf wird spürbar freier, neue Ideen finden wieder Platz darin.

nermassage machen. Nehmen Sie sich vor allem Zeit. Schon sanftes Drücken, Reiben und Kneten der Füße hat eine große Wirkung. Für die Partnermassage gilt: Bleiben Sie immer in engem Hautkontakt und schauen Sie Ihren Partner an (er kann die Augen schließen, wenn er mag). So merken Sie an der Reaktion Ihres Gegenübers sofort, ob Sie zu sanft oder zu fest drücken.

• Setzen Sie sich bequem hin. Stützen Sie Ihren Rücken ab.

• Nehmen Sie zunächst beide Füße in die Hände und fühlen Sie ihre Eigenheit, wie fest oder wie weich sie sind. Erst dann wenden Sie sich mit beiden Händen Ihrem rechten Fuß – oder dem Ihres Partners – zu.

• Fangen Sie unterhalb des kleinen Zehs an. Drücken Sie sanft mit beiden Daumen die Fußsohle von außen nach innen, dann am linken Fuß von oben nach unten, weil sich auf der linken Seite der »absteigende Darm« befindet. Am rechten Fuß massieren Sie jedoch von unten nach oben, weil rechts der »aufsteigende Darm« liegt. Man folgt beim Massieren dem Verlauf dieses Organs, um Verdauung und Entschlackung anzuregen; massiert man in die entgegengesetzte Richtung, führt das zu Verstopfung.

• Widmen Sie sich besonders intensiv der Ferse und den Außenseiten der Füße bis hin zu beiden Knöcheln,

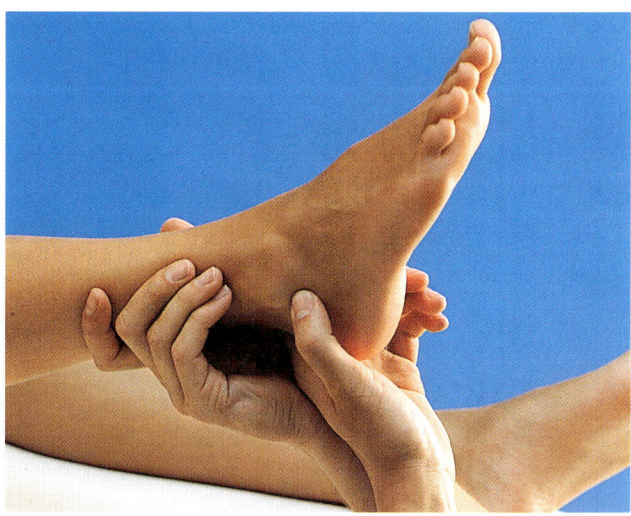

Eine sanfte Fußmassage wirkt anregend und stimuliert die Geschlechtsorgane.

denn hier befinden sich die Reflexzonen für die Geschlechtsorgane: die Reflexzone der Gebärmutter und
der Vorsteherdrüse (Prostata) liegt zu beiden Seiten der
Achillessehne am Innenfuß, der Reflexpunkt des Eierstocks oder Hodens liegt in der Mitte zwischen Außen-
knöchel und Ferse. Kreisen Sie auch dort sanft mit
dem Daumen. Um die Reflexzonen des Eileiters und
des Samenstrangs zu aktivieren, wandern Sie sanft mit
dem Daumen über den Fußrücken, dort wo das Bein
beginnt.
• Zum Schluß umfassen Sie die Zehen, kneten sie gut
und ziehen sie sanft lang.
• Legen Sie den rechten Fuß langsam ab, und massieren Sie den linken genauso.

Fersen und Knöchel stehen mit dem Becken-raum in Verbindung

Die Heilkraft des Wassers nutzen

Seit Jahrtausenden vertrauen Menschen auf die reini-
gende und heilende Kraft des Wassers. Wasser regt die
Selbstheilungskräfte des Körpers an und hilft, das
Gleichgewicht zwischen Körper, Geist und Seele wieder
herzustellen und zu stabilisieren.

Die Kneipp-Kur
Pfarrer Sebastian Kneipp (1821 bis 1897) entwickelte
eine ganzheitliche Therapie, die Kneipp-Kur. Die wichtigste Säule dieses Heilverfahrens, die Wasseranwendungen (Hydrotherapie), eignet sich besonders gut zur
Selbsthilfe. Wasseranwendungen fördern die Durchblutung, stärken die Gefäße, das Herz, den Kreislauf und
das Immunsystem, mildern Streß und stabilisieren die
Psyche.

So wird's gemacht
Vorsicht: Diese Therapie nicht anwenden bei Ischias-
nervenschmerz, starkem Bluthochdruck, Erkrankungen von Blase und Niere.
Bei Krampfadern dürfen nur die kalten Anwendungen
gemacht werden.
Die Haut muß vor einer Wasseranwendung warm sein.
Bitte nicht vor, während und nach den Anwendungen
rauchen!

Die 5 Säulen der Kneipp-Kur:

• *Hydrotherapie (links)*
• *Phytotherapie (Seite 53, 83)*
• *Bewegungstherapie mit aktivem Training und pas-siver Massage (Seite 68)*
• *Ernährungstherapie (Seite 62)*
• *Ordnungstherapie zur Entspannung und zum Streßabbau*

■ **Gegenanzeigen**

Wassertreten
• Legen Sie eine rutschfeste Matte in die Badewanne, lassen Sie Wasser – Temperatur etwa 18 °C – bis auf Dreiviertel Ihrer Wadenhöhe einlaufen. Treten Sie im Storchengang – bei jedem Schritt ziehen Sie den Fuß aus dem Wasser – auf der Stelle. Aufhören, wenn Sie die Kälte als unangenehm empfinden. Streifen Sie das Wasser ab – nicht abtrocknen! Ziehen Sie sich Wollstrümpfe über. Bewegen Sie sich so lange, bis es Ihnen warm wird. Sie können auch zugedeckt eine halbe Stunde ruhen.

Warmes Fußbad
Warme Fußbäder entspannen und durchbluten vor allem die Unterleibsorgane und stabilisieren das vegetative Nervensystem.

Gegenanzeigen ■

Vorsicht: Keinesfalls durchführen bei Krampfadern, Lymphstauungen, Ödemen.
• In einer (Fuß-)Badewanne tauchen Sie die Füße bis über die Knöchel 10 bis 15 Minuten lang in Wasser, Temperatur 36 bis 38 °C. Anschließend machen Sie einen kurzen kalten Kniguß (unten).

Kaltes Fußbad
Hilft besonders gut bei Überhitzung, Krampfadern, Kopfschmerzen, Einschlafstörungen.

Gegenanzeigen ■

Vorsicht: Nicht durchführen bei Krämpfen in den Beinen. Nur mit warmen Füßen machen.
• In eine (Fuß-)Badewanne füllen Sie kaltes Leitungswasser bis gut Wadenhöhe und stellen die Füße nebeneinander hinein. Nur so lange durchführen, bis Sie einen Kälteschmerz empfinden oder das Gefühl haben, das Wasser sei nicht besonders kalt. Wasser abstreifen, Wollstrümpfe anziehen, warmlaufen oder zugedeckt eine halbe Stunde im Bett ruhen.

Kalter Kniguß
Reguliert die Funktion der Verdauungs- und Geschlechtsorgane, hilft bei Spannungskopfschmerz und Migräne, bei Krampfadern und Schlafstörungen.

Gegenanzeigen ■

Vorsicht: Nicht während der Menstruation anwenden. Bei Krampfadern und Stauungen sind nur kalte Güsse erlaubt.

Für Güsse können Sie eine Gießkanne oder einen Schlauch mit einem Durchmesser von zwei Zentimetern benutzen. Man kann den Duschkopf auch durch ein spezielles Gußstück ersetzen (gibt's im Fachhandel). Der Druck des Wassers soll so eingestellt sein, daß der Strahl aus dem senkrecht nach oben gehaltenen Schlauch fünf Zentimeter hoch sprudelt.
Der Strahl – er bildet einen breiten Wassermantel auf der Haut – wird langsam aus geringer Entfernung immer von außen in Richtung Herz geführt: von den Händen zum Ellenbogen, von den Füßen zum Knie. Mit wechselwarmen Güssen beginnen, später nur kalte. Nur in warmen Räumen und nicht mit vollem Magen durchführen.
• Führen Sie den kalten Wasserstrahl vom rechten kleinen Zeh über die Außenseite von Fuß und Unterschenkel bis über die Kniekehle. Dort verweilen Sie kurz, über die Wadeninnenseite geht es zurück. Dasselbe am linken Bein. Dann folgt der Wasserstrahl der Vorderseite des Unterschenkels, von der Kleinzehe bis über die Kniescheibe. Verweilen Sie auch dort kurz, dann geht es über die Innenseite zurück bis zum großen Zeh, zuletzt wird die Fußsohle abgespritzt. Dasselbe am linken Bein. Wasser abstreifen, Wollstrümpfe anziehen, warmlaufen oder zugedeckt eine Viertelstunde ruhen.

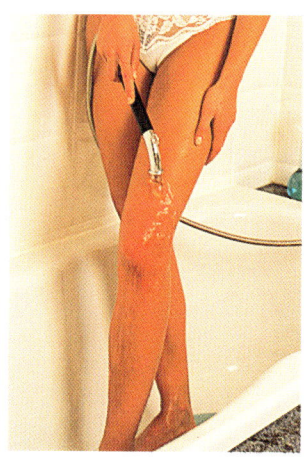

Ein kalter Guß macht in wenigen Minuten frisch und munter.

Sitzdampf
Hilft besonders gut vor allem bei Prostataleiden und nach gynäkologischen Eingriffen, bei Reizblase und Störungen der Blasenentleerung.
Bei schlecht heilenden Wunden, Blasen- und Nierenleiden kann dem Wasser Zinnkraut (Apotheke) zugesetzt werden.
Vorsicht: Nicht bei Hämorrhoiden anwenden.
• Setzen Sie sich nackt auf einen Stuhl mit einer Sitzfläche aus Lattenrost, unter dem ein großer Topf mit dampfendem Wasser steht. Hüllen Sie sich üppig in Laken und Wolldecken; so schirmen Sie die Zugluft ab, nur Ihr Kopf bleibt frei. Nach etwa 10 Minuten beenden Sie das Dampfbad und legen sich – unabgetrocknet – gut zugedeckt für eine halbe Stunde ins Bett. Anschließend duschen Sie Ihren Unterkörper kalt ab.

■ **Gegenanzeigen**

Moorbad – ein besonderes Naturheilmittel

Moor ist ein sehr wirkungsvoller Naturheilstoff vor allem bei Frauenleiden. Es ist mineralstoffreich, enthält aber auch organische Substanzen wie Zellulosen, Huminsäuren und das Geschlechtshormon Östrogen. Die Huminsäuren im Moor stärken den Säureschutzmantel von Haut und Schleimhäuten, zum Beispiel auch der Scheide. So können Krankheitserreger wie Pilze besser abgewehrt werden. Das Östrogen kann das Hormonsystem aktivieren und bei Unfruchtbarkeit helfen. Da die Körpertemperatur während eines Moorbades um 1 °C steigt, werden Stoffwechselprozesse in Gang gebracht: Die Durchblutung verbessert sich, die Funktionen des Nerven- und Hormonsystems werden aktiviert, die Körperabwehr gesteigert.

Wirksam bei vielen Frauenbeschwerden

Ergänzend zur ärztlichen Therapie sind Mooranwendungen auch bei Eierstockentzündungen (Adnexitis), beim Ausbleiben der Menstruation (Amenorrhoe), und bei Prostataadenom (einem gutartigen Tumor der Vorsteherdrüse) zu empfehlen. Moorbäder können Sie im Rahmen einer Kur, aber auch zu Hause durchführen (Badezusätze gibt es in Apotheken). Richten Sie sich bei der Anwendung nach der Packungsbeilage.

Entgiften in der Sauna

Wenn Sie eine Umweltbelastung vermuten oder diese vielleicht sogar nachgewiesen worden ist, schwitzen Sie die Gifte aus! Gehen Sie mindestens einmal pro Woche in die Sauna, wobei die Temperatur jedoch nicht über 60 °C liegen sollte. Schwitzen Sie langsam mindestens 1 Stunde lang bei dieser Temperatur. Gut ist es, wenn Sie vorher 1 Tablette Nicotinamid (ein B-Vitamin) einnehmen, wodurch Sie besser entgiften. Trinken Sie anschließend viel klares Wasser. Falls Sie zu Wadenkrämpfen neigen, nehmen Sie zusätzlich eine Magnesiumtablette ein.

Thalassotherapie

Das Wort stammt aus dem Griechischen und bedeutet Meerwasser-Therapie (thalassa = Meer). Bestimmte Inhaltsstoffe des Meeres, vor allem das Salz sowie Jod und Algenbestandteile, entfalten hervorragende therapeutische Wirkungen, auch bei Unfruchtbarkeit. Optimal ist die Thalasso-Therapie – wie übrigens alle hier vorgestellten Wasseranwendungen –, wenn sie innerhalb einer Kur durchgeführt wird. Für die Kur zu Hause gibt es Meersalz als Badezusatz in Apotheken, Drogerien und Reformhäusern.

Rhizinusölpackung

Bei Blutungsstörungen, schmerzhafter Periodenblutung und Endometriose (Seite 22) haben sich auch
Rhizinusölpackungen bewährt.
Machen Sie mindestens 3 Monate lang 3mal wöchent-
lich eine einstündige Ölpackung auf den Unterbauch,
danach dann nur noch 1mal in der Woche (nicht
während sehr starker Blutungen). Diese Ölpackungen
entkrampfen den Unterleib und stärken das Immunsystem.
• Falten Sie ein saugfähiges Woll- oder Baumwolltuch
vierfach, tränken Sie es mit kaltgepreßtem Rhizinusöl
und legen Sie es auf den nackten Unterbauch. Decken
Sie das Tuch mit einem Stück Plastik ab (zum Beispiel
mit einem aufgeschnittenen Gefrierbeutel) und legen
Sie eine heiße Wärmflasche darauf, die Sie mit einer
Decke oder einem Handtuch befestigen.
Bleiben Sie eine Stunde lang entspannt liegen und
achten Sie auf Ihre Gedanken, Bilder und Gefühle.
Schreiben Sie das Wichtigste auf und meditieren Sie
weiter darüber.

Regelmäßige Anwendung –
bei Unterleibsbeschwerden,
zur Stärkung der
Immunabwehr

Bewegung

Achten Sie Sommer wie Winter auf genügend Bewegung
an frischer Luft. Es reicht nicht aus, wenn Sie den
ganzen Tag am Arbeitsplatz
oder im Haus »auf Trab« sind.
Jeden Tag sollten Sie einmal
10 Minuten lang richtig aus
der Puste sein und schwitzen.
Benutzen Sie für kleinere
Strecken das Fahrrad oder laufen Sie. Nach dem Abendessen
statt vor den Fernseher setzen
eine halbe Stunde flottes Spazierengehen, am besten zusammen mit dem Partner. Frische
Luft und Bewegung bringen
Ihren Kreislauf und auch Ihr
Hormonsystem in Schwung.

Trampolin – hüpfen statt sitzen
Wissenschaftler haben herausgefunden, daß
Hüpfen und Laufen auf einem Mini-Trampolin die wirksamste Methode ist, den Lymph-
kreislauf, einen wichtigen Teil unseres Immunsystems, anzuregen. Mit geringem Mus-
keleinsatz erzielen einfache Übungen große
Wirkung.
Sie können sich zu Musik bewegen, sogar
während Sie fernsehen. Wichtig ist, daß Sie
langsam mit dem Training beginnen – zu
Anfang genügen einige Minuten täglich.

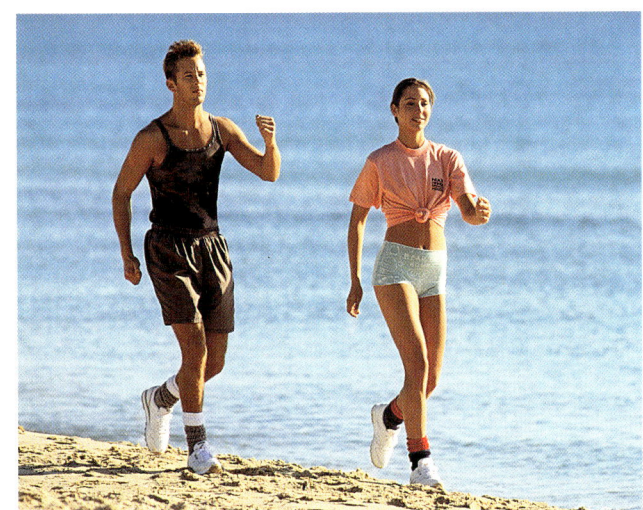

Walking – schnelles Gehen – ist ein idealer Ausgleichssport, der zu zweit erst recht Spaß macht.

Verzichten Sie auf Leistungssport

Falls Sie Dauerlauf machen oder Joggen, sollten Sie nicht mehr als 20 km pro Woche laufen. Es konnte gezeigt werden, daß bei stärkerer sportlicher Anstrengung und Langstreckenlauf die Hirnanhangsdrüse durcheinander gerät und die Eierstöcke nicht mehr zur regelmäßigen Produktion von befruchtungsfähigen Eizellen anregen kann. Schuld daran sind wahrscheinlich die bei Streß ausgeschütteten morphiumähnlichen Endorphine, die zwar das angenehme »High-Gefühl« erzeugen und süchtig machen können, die aber bei Kinderwunsch nicht in zu hohen Konzentrationen vorhanden sein sollten.

Auch für Männer mit sitzender Tätigkeit ist die Bewegung in Maßen wichtig für eine normale Hormon- und damit Samenzellproduktion. Achten Sie beim Radfahren darauf, daß der Sattel nicht zu hart ist.

Licht- und Lufttherapie

Falls es Ihnen möglich ist, gönnen Sie Ihrem Körper regelmäßig Luftbäder: Auch wenn die Sonne nicht scheint, genießen Sie ein Luftbad auf Ihrem Balkon oder in Ihrem Garten. Machen Sie leichte Gymnastikübungen dabei. Das ultraviolette Licht, das auch bei

Wolken auf Ihre Haut trifft, fördert die Produktion von Vitamin D, was einen Hormonschub bedeutet. Versuchen Sie es bei Zyklusstörungen mit einer Licht- therapie: Stellen Sie nachts eine gewöhnliche Nacht- tischlampe mit einer 100-Watt-Birne neben Ihr Bett auf den Boden. Ein Lampenschirm sollte das Licht auf Decke und Wand lenken, damit Sie im Schlafen nicht gestört werden. Vom 14. bis zum 17. Zyklustag lassen Sie diese Lampe die ganze Nacht über brennen. Diese Lichttherapie sollten Sie 6 Monate lang durchführen. Bei einer allerdings schon älteren Untersuchung an über 2000 Frauen pendelte sich durch diese Prozedur der Zyklus in über 50 Prozent der Fälle auf einen regel- mäßigen Rhythmus von 29 Tagen ein.

Den Eisprung mit Licht anregen

Luna-Yoga – Bewegung und Entspannung

Die wichtigsten Elemente bei Luna-Yoga sind das Schwingen zwischen An- und Entspannung, Spür- Übungen, beispielsweise »die Bauchdecke loslassen«, die Nasenatmung und kraftvolle Tänze. Viele Frauen nehmen durch Luna-Yoga ihr Becken erstmals wahr. Durch die Übungen wird der Unterleib stärker durchblutet und erwärmt, der untere Rücken und die gesamte Beckenregion werden beweg- licher.

Ganzheitlich arbeitende Ärz- te bestätigen, daß Luna-Yoga das Hormonsystem positiv beeinflußt, Blutungsstörun- gen behebt, Eierstockzysten in ihrem Wachstum hemmt und sogar schrumpfen läßt, ebenso Myome. Auch Endo- metriose bildet sich oft zurück. Diese spezielle Yoga- Form für Frauen lernen Sie am besten in einem Kurs (Bücher, Seite 93).

Die sanften Übungen des Luna-Yoga stimulieren die Keimdrüsen und stärken die Beckenorgane.

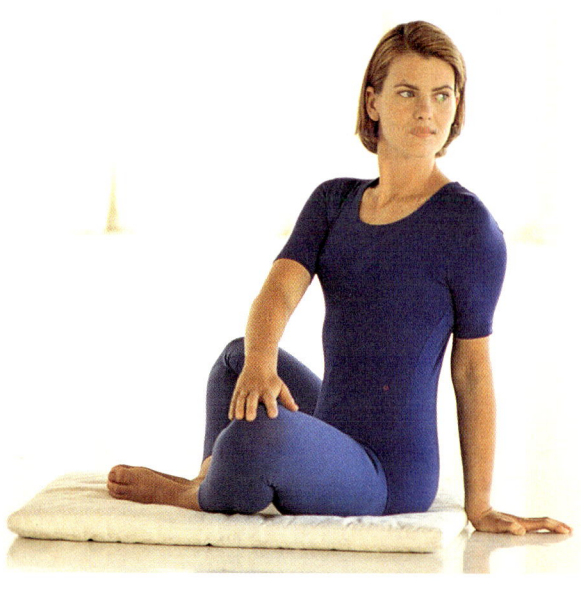

Atemtherapie

Der Atem versorgt jede Zelle unseres Körpers mit lebensnotwendigem Sauerstoff; Kreislauf, Stoffwechsel und Immunsystem werden angeregt. Atemübungen helfen beim Abbau von Streß und Ängsten und mobilisieren die körpereigenen Energien.
Atmen hat drei Phasen: Einatmen, die Atempause, Ausatmen. Viele Menschen haben Probleme mit dem Ausatmen, denn das bedeutet auch loslassen, abgeben. Jeder Mensch hat seinen eigenen Atemrhythmus und auch der verändert sich ständig. Spüren Sie Ihrem Rhythmus nach: Wie atmen Sie, wenn Sie entspannt sind, wie wenn Sie aufgeregt oder verärgert sind?

So wird's gemacht
Machen Sie die Übung auf leeren Magen so oft Sie mögen. Achten Sie darauf, daß Sie immer durch die Nase ein- und ausatmen und zwischen den Atemzügen eine Pause machen. Lassen Sie sich Zeit mit der Übung, atmen Sie bewußt und entspannt.

Beim Atmen geht es
um Wahrnehmung und
das »Sich-Erfahren«

• Legen Sie sich auf einer Decke bequem auf den Boden. Die Arme liegen locker mit etwas Abstand neben dem Körper, die Handflächen zeigen nach oben. Eine Rolle oder ein zusammengerolltes Handtuch längs im Rücken – vom Steißbein bis zum Hinterkopf exakt unter der Wirbelsäule – hilft Ihnen, sich besser auf die Atmung zu konzentrieren und macht den Brustkorb weiter und freier.
• Atmen Sie einmal bewußt und langsam ein und ebenso bewußt wieder aus.
• Danach nehmen Sie einen langen, tiefen Atemzug. Füllen Sie mit Ihrem Atem erst den unteren Bauch mit Luft; er wölbt sich vor. Dann weiten sich die Flanken. Zuletzt füllen Sie den oberen Bereich der Lungen unter den Schlüsselbeinen.
• Begleiten Sie Ihren Atem in Gedanken. Fällt Ihnen das schwer, legen Sie Ihre Hände flach auf den Bauch, bei einem späteren Atemzug je seitlich auf die Flanken und zum Schluß in Höhe des Schlüsselbeins.
• Beim langsamen Ausatmen leert sich zuerst der obere Teil der Lungen, dann der Bereich der Flanken und zuletzt der Bauchraum.

• Machen Sie zehn tiefe, ruhige Atemzüge, dann atmen Sie wieder normal.

Aromatherapie – wohltuend für Körper und Seele

Unser Geruchssinn ist direkt mit unserem Unterbewußtsein verbunden. Alles, was in unsere Nase steigt, gelangt in Bruchteilen von Sekunden als Information ins Limbische System. Das ist der älteste Teil unseres Gehirns, der das Unterbewußtsein und die Gefühle steuert, beim Erinnern eine Rolle spielt und alle Funktionen des Körpers beeinflußt. Bevor wir beim Riechen einer Rose überhaupt dazu kommen, zu denken: »Was für ein betörender Duft«, hat dieser in unserem Körper längst ein wohliges Gefühl hervorgerufen, hat das Immunsystem angekurbelt und die Produktion von Hormonen angeregt, auch der Sexualhormone.

Bestimmte Essenzen unterstützen den Hormonhaushalt

Noch direkter finden Sexuallockstoffe, Pheromone genannt, über das winzige Vomeronasal-Organ in unserer Nase den Weg ins Limbische System. Gefällt unserem Unterbewußten der Geruch, schüttet der Körper Sexualhormone aus. Wir empfinden unser Gegenüber dann als prickelnd, sexy und höchst erotisch.

Daß ätherische Öle heilen, stellte der Chemiker und Parfümhersteller René-Maurice Gattefossé fest, als er Lavendelöl auf Verbrennungen an seiner Hand träufelte. Die Haut regenerierte sich rasch. Daraufhin studierte er die entzündungshemmende Wirkung von Ölen und führte 1937 den Begriff der Aromatherapie ein.

Körpergeruch und Partnerwahl

Frauen haben die feineren Nasen. Das hängt mit dem Hormon Östrogen zusammen. Der Duft, den ein Mensch verströmt, wird von seinem genetisch festgelegten Abwehrsystem beeinflußt. Da Menschen unterschiedliche Immunsysteme haben, die sich im Idealfall ergänzen, achtet die Natur darauf, daß Vater und Mutter nicht jeweils das gleiche Schutzsystem vererben, sondern unterschiedliche; die Nachkommen haben dadurch eine größere Abwehrkraft. Gleichen sich die Immunsysteme, wird die Frau von der Natur gewarnt: »Die Chemie zwischen euch stimmt nicht! Hier stinkt was!« Der Duft von Männern, deren Immunsystem sich genetisch von dem der Frauen unterscheidet, wird als besonders sexy beurteilt. Wenn Frauen die Pille nehmen, ist dieses Unterscheidungsvermögen allerdings gestört. Setzt sie die Pille ab, kann es zu Problemen kommen: Im Extremfall kann sie ihren Mann nicht mehr riechen.

TIP

Auch frische Kräuter
wirken sanft
regulierend auf die
Hormonbildung.
Würzen Sie Ihre
Speisen kräftig mit
Rosmarin, Oregano
oder Salbei.

In der Zwischenzeit haben Wissenschaftler die lindernde und heilende Kraft der Düfte in verschiedenen Studien nachgewiesen: Ätherische Öle wirken antibakteriell, zum Beispiel bei Pilzerkrankungen, und können Erkrankungen des Nervensystems und der Psyche, viele äußerlichen Entzündungen und Allergien und manche Stoffwechselerkrankung günstig beeinflussen. Gerade bei Kinderlosigkeit ist Streß ein bedeutender und nicht zu unterschätzender Faktor. Sich fragen »Was will ich wirklich?«, innehalten und die eigene Anspruchshaltung überdenken, sich besinnen und eine gewisse Gelassenheit entwickeln – das alles kann mit Unterstützung der Essenzen besser gelingen.

Mit Duftöl-Massagen die Fruchtbarkeit stärken

Mit Duftöl-Massagen, mit denen Sie sich gegenseitig verwöhnen, schaffen Sie sich Raum im dichtgedrängten Alltag und stärken Ihre Seele; mit Ihrem Lieblingsduft fühlen Sie sich besonders wohl. Hier einige bewährte Vorschläge der erfahrenen Aroma-Therapeutin Monika Werner (Bücher, Seite 93):
• Dieses Duftöl wirkt gezielt auf die Hormone, fördert die Durchblutung und duftet nach 1001 Nacht:
50 ml Basisöl, dazu 7 Tr. Sandelholz * 5 Tr. Muskatellersalbei * 3 Tr. Rosengeranie * 1 Tr. Ylang-Ylang * 3 Tr. Litseaöl * 5 Tr. Bergamotte

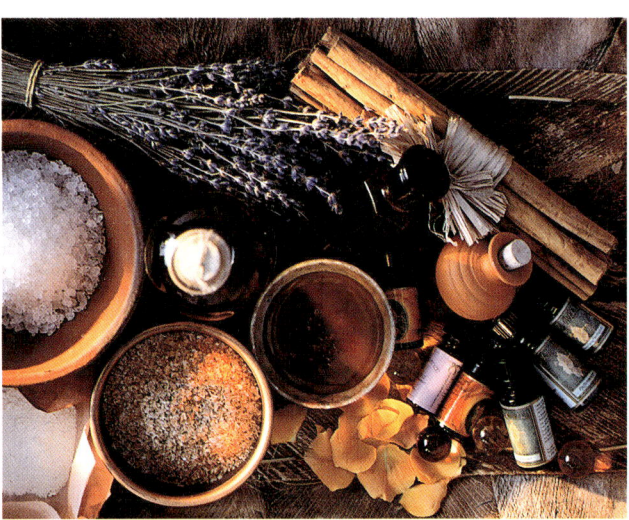

Verwenden Sie für Massagen und zur Einnahme nur 100 % naturreine ätherische Öle.

• Sinnlich verführerisch ist auch folgende Mischung: 50 ml Mandelöl, dazu 7 Tr. Sandelholz * 1 Tr. Benzoe-Siam * 3 Tr. Rosmarin * 1 Tr. Mairose oder Ylang-Ylang * 5 Tr. Limette * 5 Tr. Grapefruit
• Wer es etwas herber liebt, probiert diese Mixtur: 50 ml Basisöl, dazu 1 Tr. Vetiver * 1 Tr. Zedernholz * 5 Tr. Palmarosa * 1 Tr. Muskatellersalbei * 1 Tr. Douglasie * 3 Tr. Neroli * 7 Tr. Lemongras

Grundrezept für Massageöle
Nehmen Sie 50 ml Basisöl, zum Beispiel Jojoba- oder Mandelöl. Geben Sie maximal 20 Tropfen (Tr.) verschiedener ätherischer Öle dazu. Lassen Sie die Mischung 2 Wochen lang verschlossen ruhen, damit sich das Öl mit den Essenzen gut verbindet.

Die innerliche Anwendung der ätherischen Öle
Mit Beifuß-Öl können Sie die Fruchtbarkeit stärken. Bei Impotenz eignen sich Ingwer, Jasmin und Ylang-Ylang besonders gut – wählen Sie Ihren Lieblingsgeschmack.
• Träufeln Sie 3mal täglich je 1 bis 2 Tropfen des Öls auf 1 Teelöffel Honig. Langsam im Mund zergehen lassen. 3 bis höchstens 4 Wochen lang einnehmen.

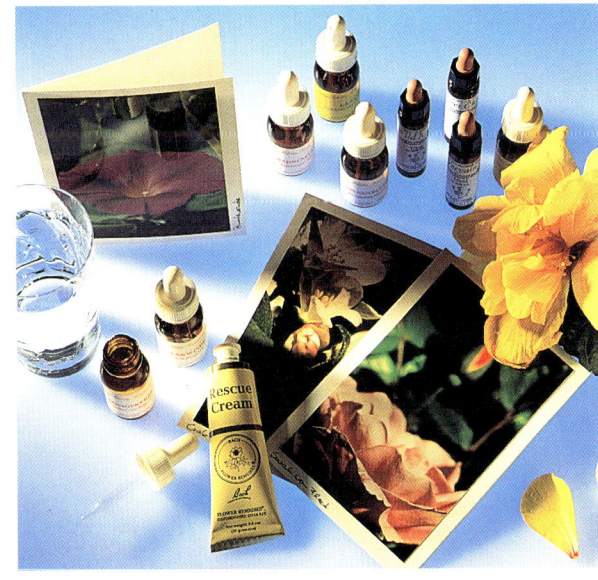

Bach-Blütenessenzen sind Auszüge der voll entfalteten Blüten in reinem Quellwasser.

Blütenessenzen für die Seele

Der englische Arzt und Bakteriologe Edward Bach (1886 bis 1936) sah entgegen der damaligen medizinischen Auffassung den Menschen als eine Einheit aus Körper, Geist und Seele. Nach Bach sind körperliche Krankheit oder Schwäche Ausdruck eines inneren Ungleichgewichts. »Negative« Seelenzustände, seiner Ansicht nach die eigentlichen Ursachen von Erkrankungen, wollte er mit Essenzen wild wachsender Pflanzen heilen. Dazu entwickelte er seine Blüten-Therapie. Die Essenzen von 37 Pflanzen sind jeweils negativen Gefühlsbereichen zugeordnet und sollen helfen, die damit verbundenen Gemütszustände wie Angst, Unsicherheit, Neid zu beheben. Das Mittel Nummer 38 ist Wasser aus heilkräftigen Quellen. Als Nummer 39 ergänzen die Rescue-Tropfen, Notfalltropfen, die Palette der Mittel; sie sind eine Mischung aus verschiedenen Blütenessenzen, die in Krisensituationen und bei Schock und Panik helfen sollen. Alle Bach-Blüten bekommen Sie in der Apotheke.

Einige hilfreiche Essenzen
Die Blüten-Essenz der Olive hilft schnell wieder auf die Beine, wenn man durch Krankheit oder Streß völlig erschöpft ist. Bei Angstzuständen wirken die Blütenkräfte der Rock Rose (Gelbes Sonnenröschen), bei mangelndem Selbstvertrauen hilft Cerato (Bleiwurz), bei Ungeduld und Nervosität Impatiens (Drüsiges Springkraut), bei Neid, Haß, Ärger Holly (Stechpalme) und bei Minderwertigkeitsgefühlen hat sich Larch (Lärche) bewährt.

Einfache Anwendung
Die Blütenessenzen werden entweder verdünnt mit Wasser eingenommen oder unverdünnt auf die Zunge geträufelt. Die Essenz soll die Psyche stabilisieren, die Abwehrkräfte aktivieren und so die Selbstheilungskräfte des Körpers anregen.

Die Wirkung von Bach-Blüten ist wissenschaftlich nicht geklärt. Ärzte geben an, daß ihre Patienten weniger Medikamente brauchen, wenn sie die Bach-Blüten einnehmen. Auch als Ergänzung zu einer homöopathischen und phytotherapeutischen Behandlung sollen Bach-Blüten geeignet sein. Bei einer Hormontherapie und bei Einnahme von Antibiotika werden den Essenzen ebenfalls heilende Wirkungen zugesprochen. Bach-Blüten haben keine Nebenwirkungen.

Auch zur Ergänzung anderer Behandlungsformen

Probieren Sie selbst aus, ob die Essenz, die Ihren Gemütszustand widerspiegelt, Ihnen hilft. Zunächst sucht der Arzt oder Heilpraktiker den seelischen Zustand des Patienten zu ergründen und verschreibt eine Blütenessenz oder eine Mischung. Beim nächsten Besuch überprüft der Therapeut, ob das Mittel noch das richtige ist. Der Patient sollte sich mit der Bach-Blüten-Therapie vertraut machen, so daß er später seine Essenzen selbst auswählen und anwenden kann (Bücher, Seite 93).

Heute schon Öl geschlürft?

Ein altes ukrainisches Volksheilmittel soll gegen
Schadstoffe im Körper helfen: das Ölschlürfen.
PCB (Seite 34) und andere Lösungsmittel sind fett-
löslich. Die Idee ist, dem Körper Fett zuzuführen, an
das sich die fettlöslichen Schadstoffe binden können.
Man geht davon aus, daß Gifte über die Mundschleim-
haut aus dem Körper gezogen werden. Eine regel-
mäßige Anwendung unterstützt die Heilung von
Entzündungs- und Verschleimungskrankheiten in
Kopf-, Mund-, Nasen- und Rachenraum sowie in den
Atemwegen. Diese Kur soll die Infektanfälligkeit herab-
setzen und auch bei Kopfschmerzen und Magen-Darm-
Entzündungen helfen.

So wird's gemacht

Nehmen Sie morgens gleich nach dem Aufstehen
einen großen Eßlöffel kaltgepreßtes Sonnenblumenöl
(gibt's im Reformhaus). Das Öl wird nicht hinunter-
geschluckt, sondern 15 bis 20 Minuten ohne Anstrengung im Mund bewegt, gekaut, gesaugt und dann aus-
gespuckt. Zunächst ist das Öl dickflüssig und gelb, mit
der Zeit wird es dünnflüssiger und weiß. Ist das Öl
beim Ausspucken noch gelb, so wurde nicht intensiv
genug geschlürft. Danach die Mundhöhle mehrere
Male mit Wasser spülen und die Zähne gründlich mit
Zahnpasta reinigen.
Dieser Vorgang kann mehrmals am Tag wiederholt
werden, am besten vorm Essen und auf leeren Magen.

Phytotherapie – heilende Pflanzen

Früher waren es die Kräuterhexen und die Weisen
Frauen, die um die heilenden und aufbauenden Kräfte
der Pflanzen wußten. Lange Zeit war dieses Wissen in
Vergessenheit geraten, aber glücklicherweise hat es
mittlerweile wieder Eingang gefunden in das Allge-
meinwissen und die alternative Medizin.
Pflanzenextrakte werden verabreicht in Form von Tees,
Teemischungen, Tropfen, Tinkturen, Salben, Wickeln,
Kompressen, Bädern, Spülungen und ätherischen

TIP

**Sie können die Ölkur
so lange machen,
wie sie Ihnen gut
tut. Auch wenn
zunächst eine Ver-
schlechterung Ihrer
Beschwerden auf-
tritt, sollten Sie
dabeibleiben. Ein
schöner Neben-
effekt: Bei regel-
mäßiger Anwendung
werden Ihre Zähne
strahlend weiß.**

*Am besten mehrmals
täglich anwenden*

*Heilkunst mit langer
Tradition*

Zeichen für eine drohende Fehlgeburt

Symptome für eine Fehlgeburt sind starke Unterleibsschmerzen mit und ohne Blutung. Sie können Menstruationsschmerzen und Kreuzschmerzen im unteren Wirbelbereich ähneln. Bei den ersten Anzeichen von plötzlichen Unterleibsblutungen oder Krämpfen rufen Sie bitte sofort einen Frauenarzt! Bis er eintrifft, legen Sie sich hin und versuchen zu entspannen. Halten Sie sich warm, trinken Sie einen der empfohlenen Tees, und rufen Sie Ihren Partner oder eine Freundin, der/die beruhigend auf sie einwirkt.

Ölen, sogar als Tabletten, zum Beispiel Mönchspfeffer. Heilpflanzen können den Körper reinigen, Nahrungsaufnahme und Verdauung unterstützen, den Stoffwechsel anregen, die Hormonbildung regulieren, Beruhigung und Entspannung fördern.

Tee, Tropfen und Dragees
Wir stellen Ihnen einige Heilpflanzen vor, die sich bei Unfruchtbarkeit und Frauenleiden besonders bewährt haben (Bücher, Seite 93).

Die Drogen (getrocknete Pflanzenteile) bekommen Sie in gut sortierten Kräuterläden, Reformhäusern, Naturkostläden und Apotheken. Mögen Sie Tees nicht, können Sie einige der pflanzlichen Mittel als Tabletten oder Tropfen (Apotheke) einnehmen. Denken Sie stets daran, daß auch Phytotherapeutika hochpotente Medikamente sind. Wenn Sie unsicher sind, welche Heilpflanze für Sie geeignet ist, holen Sie sich Rat bei einem ganzheitlich behandelnden Arzt.

Wenn Ihnen der Heilpflanzentee »pur« nicht schmeckt, können Sie etwas Honig oder Zitronensaft zugeben.

Amerikanischer Schneeball (Viburnum prunifolium)

Die Wurzelrinde dieser Pflanze ist ein wahres Tonikum für die Fortpflanzungsorgane. Sie verbessert unter anderem die Durchblutung der Gebärmutter und der Eierstöcke und versorgt so den Beckenraum mit notwendigen Nährstoffen. Vor allem bei ziehenden Schmerzen im Kreuz und drohender Fehlgeburt (Kasten) wird der Amerikanische Schneeball erfolgreich eingesetzt. Es wird behauptet, daß eine Heilung sogar nach Blutungen möglich ist, vorausgesetzt, es wird Bettruhe eingehalten und der Fötus weist keine Mißbildung auf.

Chinesische Engelwurz (Angelica sinensis)

Die Wurzel dieser Pflanze wird in China schon seit Tausenden von Jahren bei Frauen und Männern eingesetzt, um die Fortpflanzungsorgane zu beruhigen und ihre Funktionen zu normalisieren. Sie reguliert den Hormonhaushalt und die Menstruation, löst verzögerte oder unterdrückte Monatsblutungen aus, lindert Menstruationskrämpfe und stärkt die Immunabwehr. Diese Pflanze ist sehr nährstoffreich – sie enthält unter anderem Vitamin B, E und Beta-Carotin.

Falsches Einkorn (Chamelirium luteum)

Diese Heilpflanze ist besonders wirksam; sie enthält hormonähnliche Saponine, die für ihre lindernde Wirkung bei Eierstock- und Gebärmutterleiden bekannt sind. Die Inhaltsstoffe dieses Krauts regen vor allem die Follikelreifung an. Auch bei allgemeinen Fruchtbarkeitsproblemen und Impotenz hilft das Falsche Einkorn, weil es stark ausgleichend auf die Geschlechtshormone wirkt. Außerdem wird es verwendet, um Fehlgeburten (Kasten Seite 84) zu verhindern und Blutungen zu stillen. Dann soll allerdings alle 60 Minuten eine Tasse Tee getrunken werden.

Frauenmantel (Alchemilla vulgaris)

Wie der Name schon vermuten läßt, ist diese Heilpflanze ein »Schutzmantel« für die weiblichen Organe. Sie wirkt ausgleichend auf das Hormonsystem, reguliert den Zyklus, stimuliert die Gebärmutter, lindert Periodenschmerzen, durch die Menstruation verursachte Kopfschmerzen sowie Entzündungen der Eileiter und der Gebärmutter. Auch bei einer drohenden Fehlgeburt kann sie helfen (Kasten Seite 84). In diesem Fall trinken Sie alle 60 Minuten eine Tasse Tee.

Himbeerblätter (Rubus idaeus)

Sie verringern Blutungen, wirken blutreinigend und hormonregulierend, lindern Krämpfe und stärken die Gebärmutter- und Beckenmuskulatur. Sie helfen auch

Zubereitung und Anwendung der Tees

Heilpflanzentees sollten immer frisch aufgebrüht werden. Dann entfalten sie alle ihre Wirkstoffe. Für 1 Tasse Tee übergießen Sie 1 Teelöffel der frischen Pflanze oder des getrockneten Krauts mit fast kochendem Wasser und lassen den Sud 5 bis 10 Minuten lang ziehen. Am besten trinken Sie 2 bis 3 Tassen Kräutertee warm, in kleinen Schlucken außerhalb der Mahlzeiten. Machen Sie das 4 bis 6 Wochen lang. Überprüfen Sie dann, ob und wie der Tee gewirkt hat. Haben Sie das Gefühl, der Tee bekommt Ihnen nicht, wählen Sie einen anderen aus dem Angebot, der ähnliche Wirkungen hat.

Frauenmantelkraut wächst wild in Wald und Wiese und blüht den ganzen Sommer über.

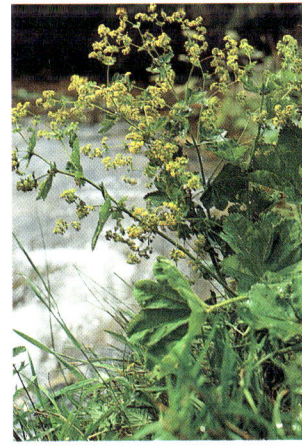

gut bei Gebärmutterentzündungen, Endometriose, Gebärmuttervorfall, Blasenentzündung und Pilzerkrankungen der Scheide. Bei einer drohenden Fehlgeburt (Kasten Seite 84) können die stärkenden Himbeerblätter einen Abgang verhindern. Dann wird jedoch jede Stunde eine Tasse Tee getrunken. Bei Endometriose trinken Sie den Tee zehn Tage vor Beginn der Menstruation täglich.

Mönchspfeffer (Vitex agnus-castus)

Auch Keuschlamm genannt, ist der Mönchspfeffer (Foto Seite 50) eine Art Allrounder und eines der wichtigsten und am besten erforschten pflanzlichen Mittel in der Frauenheilkunde. Mönchspfeffer kann die Hormonproduktion wieder so richtig in Schwung bringen, insbesondere nach Absetzen der Pille.
Neueste wissenschaftliche Forschungen haben gezeigt, daß diese Heilpflanze – über die Hirnanhangsdrüse (Seite 5) – die Produktion des Gelbkörperhormons Progesteron ankurbelt und den Prolaktinspiegel senkt (Seite 20).
Daneben hilft sie bei schmerzhafter und bei starker Periodenblutung, bei Ausbleiben der Menstruation, bei Zwischenblutungen, bei Endometriose und bei Eierstockzysten. Und nicht zuletzt wirkt sie stimmungsaufhellend.

Rebhuhnbeere (Mitchella repens)

Auch diese Heilpflanze enthält die hormonartigen Saponine, ist menstruationsfördernd und mildert schmerzhafte Blutungen. Rebhuhnbeere stärkt die Gebärmutter- und Beckenmuskulatur, hilft bei Endometriose, Eierstockzysten und Pilzerkrankungen der Scheide. Zudem beruhigt sie die Nerven, löst Spannung und Angst.

Schnelle Streßheiler

Vielleicht haben Sie schon die entspannenden Atemübungen (Seite 78) gemacht und brauchen jetzt nur noch einige Entspannungstips für zwischendurch. Hier sind sie:

T I P

Probieren Sie auch Gewürze wie Rosmarin, Oregano und Salbei als Tee oder ätherisches Öl (Seite 79), denn sie stimulieren das Hormonsystem.

Positive Wirkung auf die Psyche

Ort der Entspannung

• Stellen Sie sich einen Blickfang an Ihrem Arbeitsplatz auf – ein Andenken aus dem letzten Urlaub, ein schönes Bild oder Ihre Lieblingspflanze. Lassen Sie für fünf Minuten den Blick auf diesem geliebten Stück ruhen. Lenken Sie auch Ihre Gedanken dahin, wie Sie zum Beispiel den Briefbeschwerer aus Jade im Basar erstanden haben, die herrliche Muschel im Sand entdeckten. Die angenehmen Erinnerungen daran lassen Ihre guten Gefühle zurückkehren.

Schöne Erinnerungen hellen die Stimmung auf

Sie können aber auch einen bestimmten Ort im Büro oder in der Wohnung als Ihren persönlichen Ruheplatz wählen, den Sie nur dann aufsuchen, wenn Sie sich entspannen wollen. Das kann ein Stuhl, die Fensterbank oder ein kleines Sofa sein. Dorthin ziehen Sie sich für fünf Minuten zurück, sobald Sie nervös und überlastet sind.

Phantasiereise

• Unsere inneren Bilder besitzen eine große Macht über uns, sie können auch Streß beseitigen. Stellen Sie sich ein Erlebnis vor, das besonders entspannend war: eine Bergtour, über eine blühende Wiese laufen, ein Strandspaziergang. Schließen Sie die Augen und spüren Sie beim Spazierengehen am Strand den warmen Sand unter Ihren Füßen und zwischen Ihren Zehen. Fühlen Sie die Wärme der Sonne auf Ihrer Haut, atmen Sie in großen Zügen frische, kräftige Salzluft, genießen Sie die angenehme Brise auf Ihrer Haut. Hören Sie das Rauschen der Wellen, das Kreischen der Möwen. Setzen Sie alle Sinne ein, um die Bilder in Ihrer Vorstellung entstehen zu lassen. Damit schaffen Sie sich einen Zufluchtsort, den Sie jederzeit aufsuchen können, um sich wohl und geborgen zu fühlen.

Die Macht der inneren Bilder

Lachtraining

• Den meisten Menschen kann man die Anspannung am Gesicht ablesen: Die Lippen sind zusammengepreßt, der Kiefer verkrampft. Ein echtes Lächeln entspannt die Züge jedoch sofort, befreit von seelischem Ballast und stabilisiert den Blutdruck. Halten Sie immer Ausschau nach etwas, über das Sie lächeln oder herzhaft lachen können.

Lachen kann Körper und Seele befreien

Fußgymnastik

Zehentraining für zwischendurch

• Krallen Sie immer mal wieder für zehn Sekunden Ihre Zehen so fest wie möglich ein. So als wollten Sie damit etwas greifen. Dabei atmen Sie ein. Beim Ausatmen entspannen Sie Ihre Füße wieder. Das löst Anspannungen. Sie können auch einen Gummi-Igel (Sanitätshaus, Spielwarengeschäft) oder einen Tennisball an Ihrem Arbeitsplatz deponieren. Ziehen Sie zwischendurch einen Schuh aus, und rollen Sie mit dem einen, dann mit dem anderen Fuß kräftig über Igel oder Ball hin und her. Im Stehen ist die Übung intensiver, kann aber anfangs etwas weh tun.

Mit Spaß beginnen

Sicher möchten Sie gleich ausprobieren, wie gut Ihnen die empfohlenen Anwendungen tun, wie Sie sich fühlen, wenn Sie das eine oder andere in Ihrem Leben umstellen.

Nehmen Sie sich Zeit, machen Sie zunächst nur das, wozu Sie die größte Lust haben. Und tun Sie es gemeinsam. Bitte denken Sie daran: Weniger ist oft mehr – es kommt nicht darauf an, so viel wie möglich zu machen, sondern darauf, daß Sie sich bei allem, was Sie tun, vital und entspannt erleben.

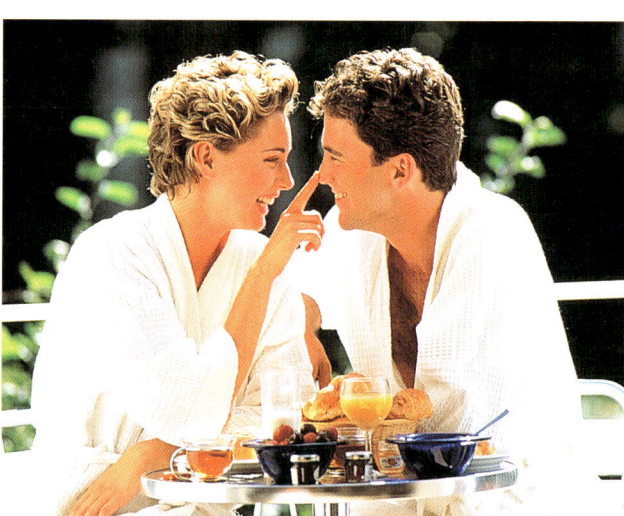

Gehen Sie Veränderungen gemeinsam an – wichtig ist vor allem, daß Sie sich wohl dabei fühlen.

Fragen an die Frau

Fragen zum Bereich Periode, Eisprung, Gelbkörperfunktion   **Ja/Nein**

• Kommt Ihre Periode regelmäßig häufiger als alle 26 oder seltener als alle 32 Tage?

• Spüren Sie 14 bis 16 Tage vor der Periode Ihren Eisprung nicht (zum Beispiel durch Ziehen oder vermehrten Schleimabgang aus der Scheide)?

• Haben Sie in der Mitte des Zyklus Schmierblutungen?

• Spüren Sie schon mehrere Tage vor der Periode Schmerzen in der Brust?

• Kündigt sich Ihre Periode bereits einige Tage vorher durch Schmierblutungen an?

• Kommt es zu einem spontanen Abgang von Milch aus der Brust?

• Haben Sie Akne, fettige Haut, verstärkte Körperbehaarung?

• Nehmen Sie regelmäßig Medikamente ein?

Um alle Fragen, die mit dem Eisprung und der Periode zu tun haben, klären zu können, sollten Sie eine Temperaturkurve führen (Seite 43). Um genau zu wissen, wann mit dem Eisprung zu rechnen ist, können Sie eine Urin-LH-Selbstmessung machen (Seite 44).

Fragen zum Bereich Gebärmutter   **Ja/Nein**

• Ist Ihre Periode sehr stark (mehr als 5 Binden oder Tampons pro Tag)?

• Haben Sie Schmerzen während des Geschlechtsverkehrs?

• Sind bei Ihnen Gebärmuttermyome festgestellt worden?

• Sind bei Ihnen Mißbildungen der harnableitenden Organe bekannt (zum Beispiel nur eine Niere)?

• Haben Sie früher einmal eine Spirale zur Verhütung getragen?

• Hatten Sie einmal eine Gebärmutterentzündung?

• Hatten Sie schon eine oder mehrere Ausschabungen?

• Hatten Sie schon zwei oder mehrere Fehlgeburten?

Wenn Sie hier mit »ja« antworten, könnte dies bedeuten, daß Verwachsungen innerhalb der Gebärmutter bestehen, Mißbildungen der Gebärmutter oder Gebärmuttermyome. Dies muß durch eine Röntgenuntersuchung oder eine Gebärmutterspiegelung geklärt werden (Seite 45).

Fragen zum Bereich Eileiter/Eierstock   **Ja/Nein**

• Leiden Sie unter Juckreiz, Brennen, Ausfluß?

• Hatten Sie einmal eine Eileiter- oder Unterleibsentzündung?

Fragen an die Frau

Fragen zum Bereich Eileiter/Eierstock (Forts.)   Ja/Nein

• Ist bei Ihnen schon einmal versucht worden, durch eine Operation die Funktion der Eileiter wiederherzustellen?

• Hatten Sie schon einmal eine größere Bauchoperation?

• Hatten Sie einen vereiterten Blinddarm, der erst im allerletzten Augenblick entfernt werden konnte?

• Hatten Sie schon einmal eine Bauchfellerkrankung oder Eiter im Bauch?

Trifft hier etwas zu, sollten Sie die Durchgängigkeit der Eileiter untersuchen lassen (Seite 44).

Fragen zum Bereich innerer Bauchraum   Ja/Nein

• Haben Sie starke Schmerzen während der Periode?

• Kündigt sich die Periode schon Tage vorher durch Unterleibs- und Kreuzschmerzen an?

• Treten Unterleibsschmerzen auch unabhängig von der Periode auf?

• Ist bei Ihnen schon einmal eine Endometriose festgestellt worden?

• Ist bei Ihnen schon einmal ein Eierstock entfernt worden?

• Ist bei Ihnen schon einmal eine Eierstockzyste entfernt worden?

• Waren Sie noch nie schwanger und besteht schon länger als 3 Jahre unerfüllter Kinderwunsch?

• Konnte bisher trotz Eileiteruntersuchungen noch nicht herausfunden werden, woran es bei Ihnen liegt, daß der Kindersegen ausbleibt?

Wenn Sie hier irgendwo mit einem »ja« geantwortet haben, sollte eine Bauchspiegelung (Seite 45) durchgeführt werden. Sie könnten im Bauchraum Verwachsungen oder eine Endometriose (Seite 22) haben.

Fragen zum Bereich Verträglichkeit   Ja/Nein

• Ist bei Ihnen schon einmal ein Postkoitaltest (Sims-Huhner-Test) durchgeführt worden?

• Ist bei Ihnen schon einmal der Muttermund verschorft worden?

• Neigen Sie zu häufigen Pilzinfektionen?

• Haben Sie unabhängig vom Eisprung häufig Ausfluß?

Um diesen Bereich zu klären, sollte Ihr Frauenarzt am Eisprungtermin eine Säuremessung des Muttermundschleims und des Scheidensekrets durchführen. Außerdem sollten Sie einen Sims-Huhner-Postkoitaltest machen lassen (Seite 46).

Fragen an den Mann

Ja/Nein

- Ist bei Ihnen schon einmal eine Samenuntersuchung gemacht worden?

- Wenn nicht: Sind Sie als Kind behandelt worden, weil die Hoden nicht richtig im Hodensack waren?

- Sind Sie schon einmal an Penis oder Hoden operiert worden?

- Ist bei Ihnen schon einmal eine Krampfader am Hoden festgestellt worden?

- Treiben Sie Leistungssport?

- Nehmen Sie regelmäßig Medikamente ein?

- Nehmen Sie Muskelaufbaupräparate?

- Sind Sie starkem Streß ausgesetzt?

In all diesen Fällen sollten Sie unbedingt eine Samenuntersuchung (Spermiogramm, Seite 26) machen lassen. Wenden Sie sich dafür an einen Andrologen, die meist in der Urologie oder Hautklinik angesiedelt sind.

Fragen an das Paar

Fragen zum Bereich Psyche   Ja/Nein

- Gehen Sie ganz in Ihrem Beruf auf und wären Sie traurig, wenn Sie ihn aufgeben müßten?

- Gefällt es Ihnen an Ihrer Arbeitsstelle gar nicht und sehnen Sie das Kind herbei, um endlich zu Hause bleiben zu dürfen?

- Streiten Sie sich viel?

- Wohnen Sie beengt im Haus der Eltern oder Schwiegereltern?

- Haben Sie Eltern oder Schwiegereltern zu versorgen?

- Machen Sie sich Vorwürfe wegen eines früheren Schwangerschaftsabbruches?

- Haben Sie in Ihrer Bekanntschaft von schrecklichen Erfahrungen im Zusammenhang mit Geburt oder Fehlgeburt gehört?

Sie sollten sich Rechenschaft darüber ablegen, wo in Ihrem Leben überhaupt Platz für ein Kind ist. Versuchen Sie ehrlich herauszufinden, was für Wünsche und Vorstellungen Sie mit einem Kind verbinden. Liegen hier Belastungen vor, so sollten Sie gemeinsam einen Psychotherapeuten/Familien-Eheberater aufsuchen.

Fragen an das Paar

Fragen zum Bereich Umwelt und Soziales   Ja/Nein

- Rauchen Sie mehr als 5 Zigaretten täglich?

- Trinken Sie mehr als 2 Tassen Kaffee oder schwarzen Tee täglich?

- Ernähren Sie sich unregelmäßig?

- Essen Sie viel Süßes und Teigwaren?

- Essen Sie seltener als 3mal täglich frisches Obst oder Gemüse?

- Wohnen oder arbeiten Sie an einer stark befahrenen Straße?

- Sind in Ihrer Wohnung Holzdecken oder Holzwände, die mit einem Ihnen unbekannten Lack gestrichen sind (auch wenn dies schon viele Jahre her ist)?

- Sind Sie am Wohn- oder Arbeitsplatz Holzschutz- oder Pflanzenschutzmitteln ausgesetzt (auch wenn diese als biologisch bezeichnet werden)?

- Müssen Sie den ganzen Tag bei Kunstlicht arbeiten?

- Müssen Sie den ganzen Tag bei Klimaanlage arbeiten?

- Stehen in Ihrem Arbeitsraum mehrere Computer?

- Haben Sie während der Arbeit Kontakt mit Lösemitteln?

- Nehmen Sie sich häufig Arbeit mit nach Hause?

- Arbeiten Sie durchschnittlich mehr als 8 Stunden am Tag?

- Sind Sie beruflich viel unterwegs?

Sprechen Sie mit Ihrem Partner alle diese Punkte durch und stellen Sie einen Plan auf, wie Sie Ihr Leben in Zukunft anders gestalten wollen (Ernährung, Rauchen, Alkohol, Streß). Reden Sie darüber, wie Sie Ihren Berufsstreß verringern und mehr Freizeit gemeinsam verbringen können. Haben Sie gleiche Hobbys, denen Sie miteinander nachgehen können? Klären Sie auch, welche Methoden bezüglich des unerfüllten Kinderwunsches für Sie in Frage kommen, und welche Sie auf jeden Fall ablehnen. Wollen Sie unter allen Umständen ein Kind? Welche Alternativen gibt es für Sie? Wie können Sie das Leben lebenswert machen, auch wenn alle Bemühungen, ein eigenes Kind zu bekommen, fehlschlagen? Es ist wichtig, sich möglichst früh während einer Sterilitätsdiagnostik mit diesen Fragen auseinanderzusetzen. Sonst geraten Sie unverhofft in eine Abklärungs- und Behandlungsmühle, die Ihre Partnerschaft und Ihr tägliches Leben belastet.

Bücher, die weiterhelfen

Zimmermann/Schurgast/Burgerstein, *Burgersteins Handbuch Nährstoffe*; Haug Verlag

König, Uta, *Das große Buch der Fruchtbarkeit. Fit für ein Baby. Natürliche Wege zur Empfängnis*, Leib & Seele.

La Tourelle, Maggie/Courthenay, Anthea, *Was ist Angewandte Kinesiologie?*, Verlag für Angewandte Kinesiologie.

Langbein, Kurt, *Kursbuch Lebensqualität, Verbraucherinfos aus allen Bereichen*, Kiepenheuer & Witsch.

Minker, Margaret, *Hormone und Psyche, Frauen im Wechselbad der Gefühle*, dtv.

Niestroj, Irmgard, *Umwelt-Fit – das Handbuch für den richtigen Umgang mit Umweltgiften*, Herbig-Verlag.

Ohlig, Adelheid, *Luna Yoga*, Goldmann Verlag.

Thöne, C., Rabe, T., *Wir wollen ein Kind*, dtv.

Wilson, Paul, *Wege zur Ruhe. 100 Tricks und Techniken zur schnellen Entspannung*, rororo.

Gräfe und Unzer Verlag:

Birk/Eichborn/Früchtel/Kurz/Rittinger, *Das große GU Vollwert-Kochbuch*.

Bös, Klaus, *Schlank, fit und gesund durch Walking*.

Cardas, Elena, *Atmen Lebenskraft befreien*.

Elmadfa/Aign/Fritzsche: *Die große GU Vitamin- und Mineralstoff-Tabelle*.

Johnen, Wilhelm, *Muskelentspannung nach Jacobson*.

Langen, Dietrich: *Autogenes Training*.

Müller, Bernd, *Wirksamer Schutz vor Elektrosmog*.

Pahlow, Mannfried, *Das große Buch der Heilpflanzen*.

Pfeiffer, Amrei, *Magen und Darm natürlich heilen*.

Schmidt, Sigrid, *Innere Harmonie durch Bach-Blüten*.

Schneider, Avril, *Sanfte Medizin für Frauen; Homöopathie für Frauen*.

Stumpf, Werner: *Der große GU Ratgeber Homöopathie*.

Waesse, Harry, *Yoga für Anfänger*.

Wagner, Franz, *Reflexzonen-Massage; Akupressur*.

Werner, Monika, *Der große GU Ratgeber Ätherische Öle; Sanfte Massagen mit ätherischen Ölen*.

Wolfrum, Christine, *Weizengras*.

Adressen, die weiterhelfen

Schauen Sie in Ihrem Branchenbuch nach Firmen, die ökologische Baumaterialien (Naturtextilien) verwenden, im Alternativen Branchenbuch (Altop Verlag) finden Sie bundesweit alle Öko-Adressen.

Viele Städte haben eine Umweltambulanz. Dort können Sie wegen Schadstoffbelastungen in Körper und Umwelt nachfragen. Verbraucherzentralen in zahlreichen Städten bieten gegen ein geringes Beratungshonorar Hilfe an. Frauengesundheitszentren gibt es in jeder größeren Stadt. Im Berliner Zentrum können Sie unter anderem die Informationsbroschüre *Endometriose verstehen und verändern* beziehen.

Ambulanz für Naturheilkunde der Carstens-Stiftung
Universitäts-Frauenklinik
Heidelberg
Leitung Prof. Dr. med. Ingrid Gerhard
Voßstraße 9, 69115 Heidelberg

Umweltmedizinische Ambulanz
Institut für Hygiene und Umweltmedizin
Universität Gießen
Prof. Dr. Th. Eikmann
Friedrichstraße 16,
35392 Gießen

Umweltmedizinische Beratungsstelle
Institut für Umweltmedizin und Krankenhaushygiene
Universität Freiburg
Leiter Dr. M. Dettenkofer
Hugstetterstraße 55,
79106 Freiburg

Arbeitsgemeinschaft Ökologische Forschung (AGÖF)
Alexanderstraße 17, 53111 Bonn

Arbeitsgemeinschaft Wohnberatung (AGW)
Buschstraße 85, 53018 Bonn

Bund für Umwelt und Naturschutz Deutschland (BUND)
Im Rheingarten 7, 53225 Bonn

Bundesverband Gesundes Wohnen und Bauen
Postfach 1543,
38005 Braunschweig

Ökologisches Bauen und Wohnen
Grundstraße 17,
20257 Hamburg

Eco-Umweltinstitut
Engelbertstraße 41, 50674 Köln

Gemeinschaft umweltfreundlicher Teppichboden (GUT)
Schönebergstraße 2,
52068 Aachen

Arbeitsgemeinschaft Naturfarben (AGN)
c/o Red. Büro Rehm
Im Asemwald 12,
70599 Stuttgart

Feministisches Frauengesundheitszentrum e.V.
Bamberger Straße 51,
10777 Berlin-Schöneberg

Förderverein Natur und Medizin e.V. in der Carstens-Stiftung
Barkhovenallee 1, 45239 Essen

Projekt Patienteninformation für Naturheilkunde
c/o UFA-Fabrik
Viktoriastraße 13, 12105 Berlin

Verein für anthroposophisches Heilwesen e.V. und Europäischer Verbraucherverband für Naturmedizin
Johannes-Kepler-Straße 56–58,
75378 Liebenzell

Zentralverband Ärzte für Naturheilverfahren
Alfredstraße 21,
72250 Freudenstadt.
Gegen Voreinsendung von DM 5,- in Briefmarken erhalten Sie bei schriftlicher Anforderung eine Liste der Ärzte und Zahnärzte für Naturheilverfahren.

Institut für Angewandte Kinesiologie
Zasiusstraße 67, 79102 Freiburg

Münchner Gesellschaft zur Förderung der Orthomolekularen Medizin GOMM
Zur Bergwiese 7, 82152 Planegg

Wichtiger Hinweis
Die von Autoren der Reihe »GU Ratgeber Naturmedizin heute« vertretenen Auffassungen in bezug auf Krankheiten und ihre Behandlung weichen teilweise von der allgemein anerkannten medizinischen Wissenschaft ab. Jeder Leser ist aufgefordert, in eigener Verantwortung zu entscheiden, ob und inwieweit die in diesem Buch vorgestellten Naturheilverfahren und Naturheilmittel für ihn eine Alternative zur »Schulmedizin« darstellen.

Professor Dr. med. Ingrid Gerhard
Fachärztin für Gynäkologie und Geburtshilfe. Oberärztin der Abteilung Gynäkologische Endokrinologie und Fertilisationsstörungen, Ärztlicher Direktor Professor Dr. med. Dr. h.c. B. Runnebaum. Professor Gerhard ist Leiterin der Ambulanz für Naturheilkunde der Carstens-Stiftung, Universität Heidelberg. Köhnlechner-Preis und »Continentale«-Förderpreis für Forschung im Bereich der Naturheilverfahren. Gründungsmitglied der Interdisziplinären Gesellschaft für Umweltmedizin (IGUMED), des Fördervereins für Lehre und Forschung in der Ganzheitsmedizin (GANIMED), der Arbeitsgemeinschaft für Naturheilverfahren und Umweltmedizin der Deutschen Gesellschaft für Gynäkologie und Geburtshilfe (NATUM). Studien und Veröffentlichungen zum Thema.

Christine Wolfrum
Ernährungswissenschaftlerin, auf Frauenthemen spezialisierte Medizinjournalistin. Autorin vieler Bücher, darunter *Wenn die Seele nicht satt wird, So wild nach deinem Erdbeermund* (nominiert für den Jugendliteraturpreis) und bei GU: *Weizengras*.

© 1998 Gräfe und Unzer Verlag GmbH, München
Alle Rechte vorbehalten. Nachdruck, auch auszugsweise, sowie Verbreitung durch Film, Funk und Fernsehen, durch fotomechanische Wiedergabe, Tonträger und Datenverarbeitungssysteme jeder Art nur mit schriftlicher Genehmigung des Verlages.

Redaktion:
Doris Schimmelpfennig-Funke

Lektorat:
Dr. Dörte Otten

Bildredaktion:
Christine Majcen-Kohl

Grafiken:
Detlef Seidensticker

Layout und Umschlaggestaltung:
Heinz Kraxenberger

Produktion:
Susanne Mühldorfer

Satz:
Easy Pic Library

Repro:
Fotolito Longo

Druck und Bindung:
Druckerei Auer

ISBN 3-7742-3732-8

Auflage 4. 3. 2. 1.
Jahr   01 00 99 98

Bildnachweis:
Bavaria/Benelux Press: Seite 4/Creasurce: Seite 11/Cundy: Seite 23/FPG: Seite 15/Rose: Seite 34/Friedhelm Thomas: Seite 59/VCL: Seite 3, 26; Bonisolli, Barbara: Seite 38; Faltermaier, Franz: Seite 76; Hatz, Ingolf: Seite 70; Jahreiß, Manfred: Seite 3, 52, 54; Jahreszeiten-Verlag/Christian Dahl: Seite 80; Kaiser, Gudrun: Seite 62; Kimmig, Ulla: Seite 73; Knapp, Dieter: Seite 55; Leiber, Andrea: Seite 77; Mauritius/AGE: Seite 2, 14/E. Gebhardt: Seite 19/Phototake: Seite 7, 22; Nischke, Michael: Seite 30, 31; Peisl, Anna: U2/Seite 1; Reinhard, Hans: Seite 50, 85; Stock Market/Michael Keller: Seite 66; Studio Schmitz: Seite 56, 58, 67, 81, 84; Tony Stone/Peter Correz: Seite 49; Wunsch, Georg: Seite 35; Zefa/Wartenberg: Seite 88.